大安

戒毒人员

体质测试

JIEDU RENYUAN TIZHI CESHI

指 导 手 册

ZHIDAO SHOUCE

长江出版传媒
Changjiang Publishing & Media

湖北科学技术出版社
HUBEI SCIENCE & TECHNOLOGY PRESS

图书在版编目（CIP）数据

戒毒人员体质测试指导手册／王大安主编. —武汉：湖北科学技术出版社，2018.10

ISBN 978-7-5706-0455-5

Ⅰ. ①戒…　Ⅱ. ①王…　Ⅲ. ①戒毒—体质—测试—手册　Ⅳ. ①R163-62

中国版本图书馆 CIP 数据核字（2018）第 197425 号

戒毒人员体质测试指导手册
JIEDU RENYUAN TIZHI CESHI ZHIDAO SHOUCE

责任编辑：韩小婷	封面设计：喻　杨

出版发行：湖北科学技术出版社　　　　电话：027-87679468
地　　址：武汉市雄楚大街 268 号　　　邮编：430070
　　　　　（湖北出版文化城 B 座 13-14 层）
网　　址：http://www.hbstp.com.cn

印　　刷：武汉立信邦和彩色印刷有限公司　　邮编：430000

889×1230　1/32　　　　　7.375 印张　　　180 千字
2018 年 11 月第 1 版　　　2018 年 11 月第 1 次印刷
　　　　　　　　　　　　　　　　　　　定价：35.00 元

本书编委会

主　　编：孙有德（海南省戒毒管理局党委委员、副局长）

副主编：李卫平（海南省三亚强制隔离戒毒所党委书记、
　　　　　　所长）

委　　员：胡　　敏（海南省戒毒管理局戒毒康复指导处负责人）

　　　　　高　　真（海南省三亚强制隔离戒毒所党委委员、
　　　　　　副所长）

　　　　　谢雄帅（海南省三亚强制隔离戒毒所戒毒科科长）

　　　　　单志强（海南省三亚强制隔离戒毒所戒毒科科员、
　　　　　　团委副书记）

　　　　　王大安（海南热带海洋学院）

前　　言

　　毒品是人类社会的一大公害,当前全球毒品问题持续泛滥,制毒、贩毒、滥用毒品问题严重,治理毒品问题已成为一个世界性难题之一。吸毒不仅严重摧残人的身心,影响国民素质,还给社会带来了极大的危害,诱发犯罪,影响社会稳定,消耗巨额的社会财富。自2008年《中华人民共和国禁毒法》颁布实施以来,司法行政机关便开始履行司法行政戒毒工作职能任务,主要包括强制隔离戒毒、戒毒康复、支持和指导社区戒毒(康复)工作。其中如何有效地对戒毒人员的体质进行评估分析,并制订相应的运动康复处方,帮助其提高体质,顺利回归家庭、融入社会,成为当前戒毒康复工作关注的热点之一。

　　海南省司法行政戒毒系统从戒毒工作的实际出发,以司法部党组提出的"治本安全观"为核心,组织相关专家编写《戒毒人员体质测试指导手册》,丰富了海南戒毒模式,致力于帮助戒毒人员增强体质,从生理和心理上摆脱毒瘾,健康地回归社会。该书内容丰富、全面,较为系统地介绍戒毒人员体质测试知识。内容分为上、下两篇,其中上篇戒毒人员体质测试方法,系统地介绍了戒毒人员体质测试指标和分类、身体形态测试与评估方法,身体成分测试与评估方法、身体机能测试与评估方法、身体素质测试与评估方法,以及戒毒人员突发运动伤病现场处理,具有很强的实践操作指导意义。下篇戒毒人员健康管理,详细地介绍了智慧戒毒管理系统(intelligent detoxification management system,IDMS)与戒毒人员健康信息管理。

智慧戒毒管理系统是依据当前戒毒工作需要,率先在国内研发的。该系统把大数据分析、数据挖掘、数据匹配等先进技术运用于戒毒康复领域,构建戒毒人员体质健康数据分析和模型平台,从而极大地提高了戒毒人员体质数据测试分析与运动康复处方构建的效率,为参与体质测试的戒毒人员,提供整套的数据分析和运动康复处方匹配方案。

该书汲取了国内外近年来戒毒人员体质测试的研究成果,以及作者多年的实践经验、教学、科研,并结合我国当前戒毒实际工作情况编写而成。一方面,该书通俗易懂,图文并茂,可读性强,充分体现出专业知识的指导性与可操作性。它既可以作为岗位业务培训的教材,又可以成为从事戒毒工作的人民警察自学的范本。另一方面,该书也可以满足社会各界尤其是相关专业院校的学生获得戒毒人员体质测试工作知识的需求,掌握科学的戒毒人员体质测试方法。

该书的撰写与出版受到海南省自然科学基金项目(项目编号:817158)的资助,海南省三亚强制隔离戒毒所是该项目的合作单位,在本书撰写、出版以及 IDMS 智慧戒毒管理系统研发过程中该所给予了大力支持。

编者
2018 年 6 月

目　录

上篇　戒毒人员体质测试方法

下篇　戒毒人员健康管理

上 篇

戒 毒 人 员 体 质 测 试 方 法

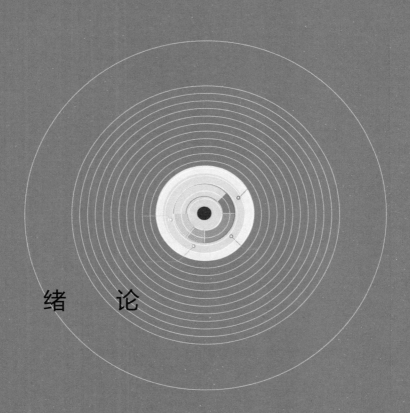

绪　　论

　　毒品是指鸦片、海洛因、甲基苯丙胺（冰毒）、吗啡、大麻、可卡因，以及国家规定管制的其他能够使人形成瘾癖的麻醉药品和精神药品。毒品是人类社会的一大公害，当前全球毒品问题已经成为一个世界性难题。据联合国毒品和犯罪问题办公室统计，全球有 170 多个国家和地区涉及毒品贩运问题，130 多个国家和地区存在毒品消费问题，2.5 亿人沾染毒品。在毒品问题全球化背景下，世界范围毒品泛滥对中国构成重大威胁和严重影响。据《2016 年中国毒品形势报告》，截至 2016 年年底，我国现有吸毒人员 250.5 万名（不含戒断 3 年未发现复吸人数、死亡人数和离境人数），同比增长 6.8%。吸食毒品不仅仅会损害人的身心健康，还会危害到家庭和社会，消耗巨大的社会财富。

一、毒品对人体的危害

（一）对中枢神经系统的影响

　　传统毒品主要包括鸦片、海洛因等阿片类毒品；新型毒品种类多，主要指冰毒、摇头丸等人工化学合成的致幻剂、兴奋剂类毒品。

研究证实,毒品会造成人大脑神经元的直接损害,并对神经递质产生影响,这包括了生物原胺类神经递质如多巴胺(dopamine,DA)、去甲肾上腺素(norepinephrine,NE)、肾上腺素(epinephrine,E)、5-羟色胺(5-hydroxytryptamine,5-HT),氨基酸类神经递质如 γ-氨基丁酸(γ-aminobutyric acid,GABA)、甘氨酸(glycine,Gly)、谷氨酸(glutamic acid)、组胺(histamine)、乙酰胆碱(acetylcholine,Ach)。

毒品还会引起机体氧化应激损伤和体内自由基浓度异常,危害人体健康。毒品对机体中枢神经系统的损伤引起一系列神经、精神症状与疾病,如注意力不集中、记忆力下降、反应迟钝、失眠、惊厥、麻痹、周围神经炎等,并伴见人格障碍,性格暴躁、蛮横、撒谎、诡辩,或主动性降低、性格孤僻、意志消沉,没有责任感。

(二)对呼吸系统的影响

毒品对呼吸系统的危害是毋庸置疑的,吸毒人员大多数营养不良,体质较弱,免疫能力低下,所以很容易感染呼吸系统疾病,病情严重者还可能因呼吸衰竭而致死。采用鼻吸方式吸食毒品时,毒品直接吸入鼻腔,会刺激鼻黏膜,造成鼻黏膜发炎、充血或者萎缩;使用烫吸或抽吸方式吸食毒品时,毒品烟雾直接刺激咽喉,引起咽喉部位充血、肿胀、咽部发红、分泌物增多等咽炎症状;当毒品进入血液循环后,血液要在肺部毛细血管进行气体交换活动,毒品以及各种掺杂物质会在肺部毛细血管内沉淀积累,从而引发各种肺部疾病。另外,毒品中掺入淀粉、石灰等其他物质不能溶于水,注射进入人体后,会在肺部毛细管沉积,导致肺栓塞;特定种类的毒品还会导致特异性肺部疾病,如海洛因吸食过量可以导致海洛因性肺水肿,如果得不到及时救治很容易出现生命危险。

（三）对循环系统的影响

毒品对心血管系统能够产生直接毒性作用，从而引发各种心律失常和缺血性改变，如大量注射海洛因可导致心动过缓，心律失常，严重者可引起心跳停止。注射可卡因短期内会出现心跳过速，引起冠状动脉痉挛引发心肌梗死，还可以引起冠状粥样硬化，促使血小板聚集引起小血管内血栓形成进而引起血栓。静脉注射毒品时，其中不溶性的杂质也会形成血栓，出现血管栓塞性改变及临床症状。过量注射毒品还可能出现深昏迷、休克、呼吸抑制、心跳停止而死亡。

（四）对消化系统的影响

吸毒者普遍存在胃肠功能紊乱的问题，出现食欲减退、恶心、呕吐、腹泻、便秘等症状。毒品有抑制食欲的作用，导致人体必需的营养物质缺乏，从而引起一系列营养不良综合征。毒品可以造成胃肠蠕动功能减弱，进而引发顽固性便秘，排便间隔时间明显延长，还可伴见便血。胃肠蠕动功能减弱还可引起肠梗阻，另外吸毒人员吞服装有毒品的避孕套藏匿毒品也会引起肠梗阻，这种行为也常引起意外中毒死亡。阿片类毒品成瘾者在突然停用毒品后会出现胃肠道蠕动异常加快，表现为严重腹痛和腹泻，腹泻严重者可出现脱水现象。可卡因对全身血管均有强烈收缩作用，对肠道血管的持续高度收缩可引起肠缺血和坏死。

（五）对生殖系统的影响

吸毒会影响和改变人的正常生殖功能，其中男性的雄性激素是睾酮，它的合成与分泌受到大脑、下丘脑的调节，接受血睾酮水平反馈的信息，通过促性腺激素释放素刺激垂体合成及释放黄体生成激素。毒品通过下丘脑影响垂体激素的分泌与合成，造成内分泌功能紊乱，一些毒品可抑制黄体生成素的分泌，使得血中睾酮浓度明显下降，这就导致男性会出现性低能或性无能。吸毒会造成女性月经失调、痛经、闭经等，而孕妇吸毒可导致早产、流产、死胎、胎儿畸形及其他多种并发症。吸毒人员之间性交时容易引起阴道感染，引起阴道炎症、排卵功能丧失，从而导致女性不孕。血液中毒品通过胎盘进入胎儿体内，还会导致胎儿海洛因依赖。

（六）传染疾病

吸毒不仅损害个人健康，还会造成艾滋病、肝炎、性病等疾病的传播，其中最严重的是艾滋病的感染和传播。迄今为止，对于艾滋病还没有有效的治疗手段。吸毒人员之所以容易感染传染病，一方面是因为吸毒会导致人体的免疫功能降低，另一方面吸毒人员之间的间接感染滋生了疾病的传播。吸毒人员往往会使用共用注射器或不洁注射器，这就很容易使艾滋病、肝炎、性病等传染病在吸毒人员之间传播。其中艾滋病病毒存在于患者或感染者的血液、乳液、精液和阴道分泌物中，其主要的传播方式有：血液传播、性接触传播、母婴传播。吸毒者共用注射器会直接造成病毒的血液传播。因为经济原因，部分吸毒人员为获取毒资而出卖肉体，另外许多合成毒品吸食后还会导致行为失控，产生性冲动，造成滥用者群体性乱交行为，从而加剧艾滋病、肝炎或性病的感染和传播。

（七）对心理的影响

吸毒一旦成瘾后,吸毒人员每天的生活都是围绕毒品转。他们会为达到目的不择手段,从而失去了应有的自尊、伦理观念和道德是非标准。整日沉溺于毒品的幻想之中,造成了精神空虚、人格低下、自私、冷漠,毫无自我约束能力。毒瘾发作时,大都不顾廉耻,丧失自尊,无法进行正常的生活、学习和工作,不关心他人,爱撒谎,丧失责任感,六亲不认,只认毒品和金钱。往往会因吸食过毒品而悔恨万分,极度悲观绝望,压抑郁闷,恐惧多疑,甚至自杀或杀人。

二、毒品对家庭和社会的危害

吸毒人员在自我毁灭的同时,也会破坏自己的家庭。家庭中一旦出现了吸毒者,这个家庭就会失去往日的宁静、和谐、幸福和快乐。吸毒需要大量的金钱,一般家庭都难以承受,最终导致倾家荡产、家破人亡、众叛亲离。吸毒除了危害个人、家庭外,还会给社会带来严重的危害。毒品活动会加剧诱发各种违法犯罪活动,扰乱社会治安,给社会安定带来巨大威胁。吸毒人员在耗尽钱财后,为了吸毒往往会进行以贩养吸、贪污、诈骗、盗窃、抢劫、凶杀等犯罪活动。吸毒后还会因精神障碍而导致行为失控,失去理智和自控能力,继而导致如自残、自杀、杀人等暴力伤害犯罪行为的发生。吸毒人员在吸毒成瘾后出现体质下降,使得吸毒人员不能进行劳动,严重影响社会生产力。据联合国统计资料,全世界因吸毒每年至少造成 10 万人死亡,绝大多数是青少年,有 1000 万人因此丧失劳动能力。吸毒还会造成社会财富的巨大损失和浪费,我国每年因吸毒造成的直接经济损失达 5000 亿元,间接经济损失超过万亿元。

三、戒毒人员体质测试

人体体质是由先天遗传和后天获得所表现出来的形态和机能方面相对稳定的特征,具体是指人体的形态发育水平、生理生化功能水平、身体素质和运动能力、心理状态、适应能力等。健康指人体在身体、心理、社会适应三个方面处于良好、稳定状态。健康不仅仅是没有疾病表现,而是所处环境和内心情绪保持着积极、健康、向上的态度。同时,健康还包括智力健康、道德健康、心理健康等。体质是健康的物质基础,健康则是体质状况的反应和表现。然而,吸毒人员普遍存在体质下降:身体形态方面,由于吸毒后兴奋性增加使人体代谢加快,促使营养物质消耗多,脂肪量降低。同时,毒品还会引起消化系统功能障碍,导致人体必需的营养物质缺乏引起一系列营养不良综合征,从而会出现形体消瘦、体力下降;身体机能方面,由于毒品对呼吸系统、自主神经系统及心血管系统的危害较大,因此吸毒人员的机能检查指标如肺活量、台阶试验测试结果与正常人比较有一定差距;身体素质方面也会出现下降,诸如力量、平衡、柔韧、反应、平衡等。

在司法部戒毒管理局 2017 年组编出版的《司法行政强制隔离戒毒管理实务》一书中,明确了体能康复训练在戒毒矫治中的重要意义,指出:"体能康复训练作为一种戒毒治疗手段,能够有效地帮助戒毒人员缓解和消除吸毒行为给身体带来的损害,帮助戒毒人员进行身体机能障碍的恢复,培养戒毒人员健康的生活方式,提高戒毒人员的健康水平,更好地促进戒毒矫治的深入开展。"这其中戒毒人员体质测试评估是体能康复训练管理四个重要组成部分之一,通过测试戒毒人员体质可以掌握他们的健康状况,其科学客观的评估结果对于后续的体能康复训练计划制订至关重要。因此,要加强戒毒人员体质测试工作。依据《司法行政机关强制隔离戒毒工作规定》(中华人民共和国司法部令[2013]127号)司法行政机关强制隔离戒毒工作应当遵循以人为本、科学戒毒、综合矫治、关怀救助的原则,教育和挽救吸毒成瘾人员。戒毒人员体质测试工作要采用科学规范的技术、方式和方法,组织戒毒人员参加所确定的体质测试项目,监测戒毒人员的身体形态、身体机能、身体素质和运动能力等方面情况。动态分析体质测试结果,评估戒毒人员体质健康变化趋势、深度查找影响因素,从而有效地完善戒毒人员康复计划,提高戒毒康复工作的针对性、实效性和科学性。力争在戒毒工作中切实落实司法部党组提出的"治本安全观",帮助戒毒人员增强体质,从生理上和心理上摆脱毒瘾,健康地回归社会,成为一个对社会和家庭有用的人。

1. 戒毒人员体质测试年龄计算方法

戒毒人员体质测试的适用对象为20～69周岁的中国成年戒毒人员,年龄计算方法:

(1)测试时已过当年生日者:年龄＝测试年－出生年。

(2)测试时未过当年生日者:年龄＝测试年－出生年－1。

2. 戒毒人员体质测试指标

(1)身体形态和成分测试指标:身高、体重、BMI、身体成分。

(2)身体机能测试指标:肺活量、台阶试验、安静脉搏(心率)、血压。

(3)身体素质测试指标:握力、俯卧撑(男)、1分钟仰卧起坐(女)、纵跳、坐位体前屈、选择反应时、闭眼单脚站立。

3. 戒毒人员体质测试基本仪器设备配置

（1）身体形态和成分测试仪器设备：身高体重测试仪、身体成分分析仪。

（2）身体机能测试仪器设备：肺活量测试仪、台阶试验评定指数测试仪、秒表、医用听诊器、血压计。

（3）身体素质测试仪器设备：握力测试仪、俯卧撑测试仪、仰卧起坐测试仪、纵跳测试仪、坐位体前屈测试仪、反应时测试仪时、闭眼单脚站立测试仪等。

4. 戒毒人员体质测试内容

戒毒人员按照年龄可以划分为三个阶段进行体质测试指标的选择，分别为：20～39 岁、40～59 岁、60～69 岁中国成年戒毒人员，具体体质测试指标如表绪-1。

表绪-1　戒毒人员各年龄段体质测试指标

类别	测试内容		
	20～39 岁	40～59 岁	60～69 岁
身体形态和成分指标	身高 体重 身体成分	身高 体重 身体成分	身高 体重 身体成分
身体机能指标	肺活量 台阶试验	肺活量 台阶试验	肺活量
身体素质指标	握力 俯卧撑（男） 1分钟仰卧起坐（女） 纵跳 坐位体前屈 选择反应时 闭眼单脚站立	握力 坐位体前屈 选择反应时 闭眼单脚站立	握力 坐位体前屈 选择反应时 闭眼单脚站立

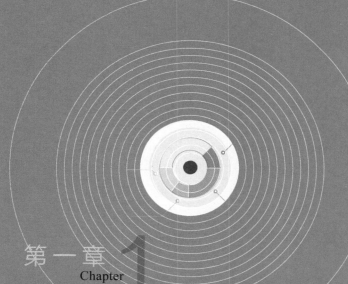

第一章

Chapter **1**

戒毒人员身体形态和成分测试

　　身体形态指身体的外部形状和特征，主
要包括体形、身体姿势、营养状况及身体成
分等方面，通过身体形态测试可以了解戒毒
人员的人体生长发育水平和营养状况。

一、身高和体重

　　身高是反映戒毒人员生长发育水平和纵向高度的主要指标，身
高与体重、其他肢体长度、围度和宽度等指标的配合使用，可以有效
地评价戒毒人员身体的匀称度、体型特点与营养状况。此外，在计
算身体指数、评价体格特征和相对运动能力等方面也有重要的应用
价值，该指标的测试适用于 20～69 岁戒毒人员的各个年龄组。

　　体重是反映戒毒人员骨骼、肌肉、皮下脂肪及内脏器官的发育
状况和人体充实度，与身高配合使用，可以有效地评价戒毒人员身
体的匀称度与营养状况。该指标的测试适用于 20～69 岁戒毒人员
的各个年龄组。

　　通过测试戒毒人员的身高和体重，可以反映戒毒人员的基本身
体特征和营养状况。

（一）测试方法

1. 机械身高体重计测试方法

采用机械身高体重计（图 1-1）进行身高测试测量时，机械身高体重计应靠墙放置在平坦的地面上，立柱的刻度尺应面向光源。测试人员要检查立柱是否垂直，连接处是否紧密，有无松动，若发现问题应及时纠正。

测试前，应对身高计"0"点进行检验。测试时，测试人员单手将水平压板沿立柱下滑至受试者头顶。读数时，测试人员双眼与刻度

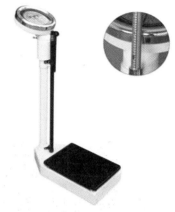

图 1-1　机械身高体重计

水平面等高；检验身高计刻度，记录时以厘米为单位，精确到小数点后一位。最小刻度不得大于 0.1 厘米，检验误差不得大于 0.1 厘米。

体重测量不允许使用弹簧式体重，可采用机械身高体重计进行测量。体重计应放置在平坦的地面上，测试前应对体重计进行检验。灵敏度检验的方式是将备用的 100 克标准砝码加到体重秤上，如果显示屏上显示的读数增加了 0.1 千克，表示仪器灵敏度符合测试要求。准确度检验的方式是采用备用的 10 千克、20 千克、30 千克标准砝码分别进行称量，检验误差不得大于 0.1 千克。

测试时，男性受试者身着短裤，女性受试者身着短裤、短袖衫，赤足，自然站立在体重计中央，保持身体平稳。测试人员记录时，以千克为单位，精确到小数点后一位。

2. 身高体重测试仪测试方法

使用身高体重测试仪时(图 1-2),测试人员应长按主机红色按键开关开机,开启电池盒上红色电源开关,再触摸外设显示面板上的开关按钮直至开机,开机时不能阻挡测头板及在底板上放置重物。主机与外设开机后,会自动进行握手,握手成功后,进入编号输入界面,语音提示。

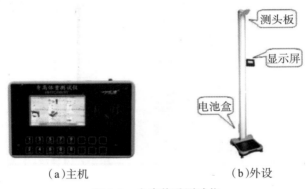

(a)主机   (b)外设

图 1-2 身高体重测试仪

测试时,受试者赤足,背向立柱成立正姿势站立在身高体重测试仪的底板上,要求躯干自然挺直,头部正直,两眼平视前方,保持耳屏上缘与眼眶下缘呈水平位。上肢自然下垂,两腿伸直,两足跟并拢,足尖分开约 60°。足跟、骶骨部、两肩胛间与立柱相接触,呈"三点一线"站立姿势(图 1-3)。

测试人员观察受试者按照上述动作要领准备好后,在刷卡区域用非接触卡或通过按键或通过扫描枪输入受试者编号,按确认键;身高的测头板自动下滑,当轻触到受试者头部时自动停止并返回。测试主机和外设同时显示受试者的身高和体重测量结果,并将测试结果存储在主机中,并通过无线网络传送到计算机。测试结束后,关闭主机和外设的电源开关(仪器长时间不用时,务必关闭电源开关)。

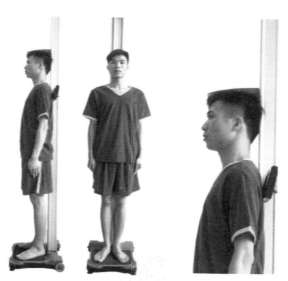

图 1-3 身高体重测试方法图

在正常状态下,无须进行任何设置,开机与主机握手后便可进行测试。如需对外设进行设置,可按外设触摸屏上的 M 键进入"主操作界面",该界面显示以下内容:主机号(不可调);本机号(0～50可设,目前仅 1～4 可用);工作模式(自助、智能、联机三种模式可选);音量(0～16,此项暂无用);无线频道(即主机编号 0～9 可选);背光(0～10 可选调节屏幕亮度);电池电量(不可调);连接状态(显示与主机连接状态);屏保时间(0～30 分钟可选);自动关机(0～90分钟间隔 5 分钟可选);内存(显示内存使用情况);身高标定(用于身高标定);体重标定(用于体重标定);设置次数(1～5 次可选);上传数据(集中上传测试数据);查看数据(查看已保存测试数据);清空数据;修改时钟;恢复出厂设置。

　　以上内容如需更改设置,可按上、下键进行选择、翻页,按 OK 键可进入设置,设置成功后按 OK 键确认,进入设置菜单后请根据屏幕提示进行操作。

　　无线地址设置也可以用以下方法:连续按显示屏电源键 5 下即可进入设置状态,操作主机进行设置,设置成功后进入测试界面。

(二)测试常见错误

1. 身高测量常见错误

　　(1)受试者头顶上的发辫、发结未放开,饰物未取下,应让其放开发辫、发结,取下饰物后再测量(图 1-4)。

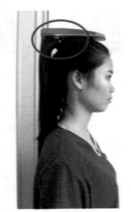

图 1-4　身高测量常见错误 I

　　(2)受试者头过低或过高,耳屏上缘与眼眶下缘未呈水平位,应纠正后再进行测量(图 1-5)。

　　(3)足跟、骶骨部及两肩胛间未与立柱相接触,或穿鞋站立于身高测量仪上,应纠正后再进行测量(图 1-6)。

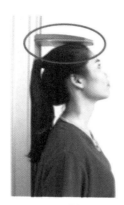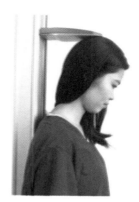

图 1-5　身高测量常见错误 Ⅱ

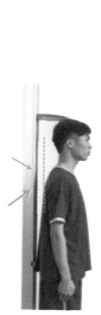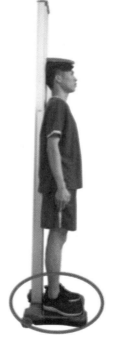

图 1-6　身高测量常见错误 Ⅲ

2. 体重测量常见错误

受试者没有站立在体重计中央,受试者穿鞋站立于体重计上或持物品站立于体重计上,应纠正后再进行测量(图1-7)。

(三)测试注意事项

1. 身高测量

(1)身高计应选择平坦地面,靠墙放置。

(2)严格执行"三点靠立柱""两点呈水平"的测量要求。

(3)测试人员读数完毕后,要将水平压板推回到安全高度,以防碰坏水平压板或碰伤受试者。

2. 体重测量

(1)测试前,受试者不得进行剧烈体育活动或体力劳动,不要大量饮水。

(2)杠杆秤使用前要按照要求进行校验,避免系统误差。

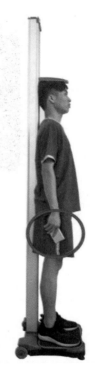

图1-7　体重测量常见错误

(3)上、下体重计时,动作要轻缓。

3. 身高体重测试仪测量

(1)开机外设进行初始化时,测试底盘上不能站人或摆放任何物品。

(2)测试仪的设置应在测试前进行,在测试过程中改变设置将会影响设置前的测试数据。

（3）尽可能使本测试仪远离其他无线传输产品，避免受到干扰，影响性能。设置机器编号时，注意在一个测试网络中，不容许任何两台机器的编号相同。

（4）智能型身高体重测试仪的水平压板是自动升降的，测试人员不要强行将其停止或上下移动。

（5）测试人员按"确认"键后，受试者身体不能摆动。

（6）本测试系统不具备防水功能，请务必保持干燥。

（7）当仪器发出蓄电池电量过低报警时，请尽快对其充电，长时间不用时应至少3个月给仪器充电一次，测试完后务必关闭电源开关，否则有可能损坏蓄电池。

（四）测试仪器常见故障和处理方法

身高体重测试仪器常见故障和处理方法详见表1-1。

表 1-1　身高体重测试仪器常见故障及处理方法

故障现象	故障原因	处理方法
无显示，任何操作均不能进行	电池电压过低，电源连接线松脱，开机前外设被主机锁死	对电池充电，检查电源连接线，先打开外设电源及显示屏，然后再打开主机
测试不准确	开机初始化时，测试底盘上有重物	零点标定；重新标定
数据不能传输	（1）无线接收盒无电源 （2）设置的采集串口不正确 （3）设置的机器编号不正确	（1）检查无线接收盒电源是否正常 （2）查看所设置的串口与所连接的串口是否一致 （3）本机的机器编号是否与其他机器相同

（五）评分标准

男、女戒毒人员各年龄组身高及体重评分标准详见表 1-2～表 1-11。

表 1-2 20～29 岁成年人身高标准体重评分表（男）

身高段 （厘米）	体重（千克）				
	1 分	3 分	5 分	3 分	1 分
144～144.9	＜36.6	36.6～37.6	37.7～48.2	48.3～52.3	＞52.3
145～145.9	＜37.1	37.1～38.1	38.2～49.0	49.1～53.0	＞53.0
146～146.9	＜37.7	37.7～38.6	38.7～49.8	49.9～53.8	＞53.8
147～147.9	＜38.3	38.3～39.2	39.3～50.6	50.7～54.6	＞54.6
148～148.9	＜38.9	38.9～39.7	39.8～51.4	51.5～55.4	＞55.4
149～149.9	＜39.9	39.9～40.4	40.5～52.1	52.2～56.2	＞56.2
150～150.9	＜40.5	40.5～41.1	41.2～52.9	53.0～57.1	＞57.1
151～151.9	＜41.0	41.0～41.7	41.8～53.8	53.9～58.0	＞58.0
152～152.9	＜41.6	41.6～42.4	42.5～54.6	54.7～59.0	＞59.0
153～153.9	＜42.2	42.2～43.2	43.3～55.6	55.7～59.8	＞59.8
154～154.9	＜42.8	42.8～44.0	44.1～56.7	56.8～60.9	＞60.9
155～155.9	＜43.4	43.4～44.7	44.8～57.8	57.9～61.9	＞61.9
156～156.9	＜44.0	44.0～45.4	45.5～58.8	58.9～62.9	＞62.9
157～157.9	＜44.5	44.5～46.0	46.1～59.7	59.8～64.0	＞64.0
158～158.9	＜45.0	45.0～46.9	47.0～61.8	61.9～65.1	＞65.1
159～159.9	＜45.5	45.5～47.6	47.7～61.9	62.0～66.1	＞66.1
160～160.9	＜46.0	46.0～48.5	48.6～62.9	63.0～67.2	＞67.2
161～161.9	＜46.7	46.7～49.2	49.3～63.8	63.9～68.2	＞68.2

续表

身高段 （厘米）	体重（千克）				
	1分	3分	5分	3分	1分
162～162.9	<47.3	47.3～50.1	50.2～64.9	65.0～69.0	>69.0
163～163.9	<47.8	47.8～51.0	51.1～65.9	66.0～70.1	>70.1
164～164.9	<48.4	48.4～51.6	51.7～67.0	67.1～71.0	>71.0
165～165.9	<48.9	48.9～52.2	52.3～67.8	67.9～72.1	>72.1
166～166.9	<49.4	49.4～53.0	53.1～68.7	68.8～72.9	>72.9
167～167.9	<49.9	49.9～53.6	53.7～69.6	69.7～73.8	>73.8
168～168.9	<50.5	50.5～54.3	54.4～70.4	70.5～75.0	>75.0
169～169.9	<51.2	51.2～55.0	55.1～71.2	71.3～75.9	>75.9
170～170.9	<52.0	52.0～55.7	55.8～72.1	72.2～76.8	>76.8
171～171.9	<52.7	52.7～56.6	56.7～73.1	73.2～77.9	>77.9
172～172.9	<53.5	53.5～57.5	57.6～74.0	74.1～79.1	>79.1
173～173.9	<54.1	54.1～58.3	58.4～75.0	75.1～80.0	>80.0
174～174.9	<54.6	54.6～59.2	59.3～75.9	76.0～81.1	>81.1
175～175.9	<55.2	55.2～60.0	60.1～76.9	77.0～82.0	>82.0
176～176.9	<55.9	55.9～60.8	60.9～77.9	78.0～83.0	>83.0
177～177.9	<56.5	56.5～61.3	61.4～78.9	79.0～84.1	>84.1
178～178.9	<57.1	57.1～62.1	62.2～80.0	80.1～85.0	>85.0
179～179.9	<57.7	57.7～62.7	62.8～81.2	81.3～86.1	>86.1
180～180.9	<58.4	58.4～63.3	63.4～82.4	82.5～87.1	>87.1
181～181.9	<58.9	58.9～64.2	64.3～83.5	83.6～88.1	>88.1
182～182.9	<59.5	59.5～64.9	65.0～84.7	84.8～89.1	>89.1

续表

身高段（厘米）	体重（千克）				
	1 分	3 分	5 分	3 分	1 分
183～183.9	<60.2	60.2～65.7	65.8～85.7	85.8～90.2	>90.2
184～184.9	<60.8	60.8～66.4	66.5～86.8	86.9～91.2	>91.2
185～185.9	<61.4	61.4～67.1	67.2～87.7	87.8～92.2	>92.2
186～186.9	<62.0	62.0～67.9	68.0～89.8	89.9～93.3	>93.3
187～187.9	<62.7	62.7～68.7	68.8～89.7	89.8～94.4	>94.4
188～188.9	<63.3	63.3～69.4	69.5～90.8	90.9～95.5	>95.5
189～189.9	<64.0	64.0～70.4	70.5～91.7	91.8～96.6	>96.6
190～190.9	<64.6	64.6～71.1	71.2～92.7	92.8～97.7	>97.7
191～191.9	<65.2	65.2～71.9	72.0～93.8	93.9～98.7	>98.7
192～192.9	<65.9	65.9～72.9	73.0～95.0	95.1～99.8	>99.8
193～193.9	<66.6	66.6～73.6	73.7～96.2	96.3～101.0	>101.0
194～194.9	<67.3	67.3～74.5	74.6～97.4	97.5～102.1	>102.1
195～195.9	<67.9	67.9～75.3	75.4～98.5	98.6～103.3	>103.3
196～196.9	<68.6	68.6～76.1	76.2～99.6	99.7～104.5	>104.5
197～197.9	<69.3	69.3～77.1	77.2～100.7	100.8～105.7	>105.7
198～198.9	<70.0	70.0～78.0	78.1～101.8	101.9～106.8	>106.8
199～199.9	<71.8	71.8～79.1	79.2～102.6	102.7～107.8	>107.8

（标准来源：国家体育总局．国民体质测定标准手册（成年人部分）[M]．北京：人民体育出版社，2003．）

表 1-3　20～29 岁成年人身高标准体重评分表（女）

身高段（厘米）	体重（千克）				
	1 分	3 分	5 分	3 分	1 分
140～140.9	<33.5	33.5～36.4	36.5～50.3	50.4～54.3	>54.3
141～141.9	<34.2	34.2～36.9	37.0～51.0	51.1～54.9	>54.9
142～142.9	<34.8	34.8～37.4	37.5～51.7	51.8～55.6	>55.6
143～143.9	<35.4	35.4～37.8	37.9～52.3	52.4～56.2	>56.2
144～144.9	<36.0	36.0～38.4	38.5～52.9	53.0～56.9	>56.9
145～145.9	<36.6	36.6～38.9	39.0～53.5	53.6～57.6	>57.6
146～146.9	<37.3	37.3～39.4	39.5～54.1	54.2～58.3	>58.3
147～147.9	<37.9	37.9～39.8	39.9～54.7	54.8～58.9	>58.9
148～148.9	<38.4	38.4～40.3	40.4～55.3	55.4～59.6	>59.6
149～149.9	<39.0	39.0～40.8	40.9～55.9	56.0～60.3	>60.3
150～150.9	<39.6	39.6～41.4	41.5～56.5	56.6～61.0	>61.0
151～151.9	<40.2	40.2～42.0	42.1～57.1	57.2～61.7	>61.7
152～152.9	<40.8	40.8～42.6	42.7～57.8	57.9～62.5	>62.5
153～153.9	<41.5	41.5～43.2	43.3～58.4	58.5～63.3	>63.3
154～154.9	<42.1	42.1～43.9	44.0～59.1	59.2～64.0	>64.0
155～155.9	<42.7	42.7～44.6	44.7～59.7	59.8～64.7	>64.7
156～156.9	<43.3	43.3～45.3	45.4～60.3	60.4～65.4	>65.4
157～157.9	<43.9	43.9～46.0	46.1～61.0	61.1～66.1	>66.1
158～158.9	<44.5	44.5～46.6	46.7～61.7	61.8～66.8	>66.8
159～159.9	<45.2	45.2～47.3	47.4～62.3	62.4～67.4	>67.4
160～160.9	<45.8	45.8～48.0	48.1～63.0	63.1～68.2	>68.2

续表

身高段（厘米）	体重（千克）				
	1 分	3 分	5 分	3 分	1 分
161～161.9	＜46.3	46.3～48.7	48.8～63.7	63.8～68.9	＞68.9
162～162.9	＜47.0	47.0～49.4	49.5～64.4	64.5～69.6	＞69.6
163～163.9	＜47.6	47.6～50.1	50.2～65.1	65.2～70.3	＞70.3
164～164.9	＜48.3	48.3～50.8	50.9～65.8	65.9～71.0	＞71.0
165～165.9	＜48.9	48.9～51.5	51.6～66.5	66.6～71.7	＞71.7
166～166.9	＜49.6	49.6～52.3	52.4～67.2	67.3～72.3	＞72.3
167～167.9	＜50.3	50.3～52.9	53.0～67.9	68.0～73.0	＞73.0
168～168.9	＜51.0	51.0～53.7	53.8～68.6	68.7～73.6	＞73.6
169～169.9	＜51.7	51.7～54.5	54.6～69.4	69.5～74.3	＞74.3
170～170.9	＜52.5	52.5～55.4	55.5～70.2	70.3～74.9	＞74.9
171～171.9	＜53.3	53.3～56.1	56.2～71.0	71.1～75.6	＞75.6
172～172.9	＜54.1	54.1～56.9	57.0～71.8	71.9～76.5	＞76.5
173～173.9	＜54.9	54.9～57.7	57.8～72.6	72.7～77.2	＞77.2
174～174.9	＜55.8	55.8～58.5	58.6～73.5	73.6～77.9	＞77.9
175～175.9	＜56.5	56.5～59.5	59.6～74.4	74.5～78.6	＞78.6
176～176.9	＜57.3	57.3～60.2	60.3～75.1	75.2～79.3	＞79.3
177～177.9	＜58.1	58.1～60.9	61.0～76.0	76.1～80.0	＞80.0
178～178.9	＜58.9	58.9～61.6	61.7～76.8	76.9～80.7	＞80.7
179～179.9	＜59.7	59.7～62.2	62.3～77.7	77.8～81.5	＞81.5
180～180.9	＜60.5	60.5～63.1	63.2～78.5	78.6～82.2	＞82.2
181～181.9	＜61.3	61.3～63.6	63.7～79.3	79.4～82.9	＞82.9

续表

身高段 （厘米）	体重（千克）				
	1分	3分	5分	3分	1分
182～182.9	<62.1	62.1～64.3	64.4～80.0	80.1～83.7	>83.7
183～183.9	<62.9	62.9～65.0	65.1～80.8	80.9～84.6	>84.6
184～184.9	<63.7	63.7～65.7	65.8～81.6	81.7～85.3	>85.3

（标准来源：国家体育总局．国民体质测定标准手册（成年人部分）［M］．北京：人民体育出版社，2003.）

表1-4　30～39岁成年人身高标准体重评分表（男）

身高段 （厘米）	体重（千克）				
	1分	3分	5分	3分	1分
144～144.9	<38.0	38.0～38.2	38.3～50.7	50.8～54.3	>54.3
145～145.9	<38.5	38.5～39.0	39.1～51.3	51.4～55.0	>55.0
146～146.9	<39.1	39.1～39.6	39.7～51.9	52.0～55.8	>55.8
147～147.9	<39.7	39.7～40.2	40.3～52.6	52.7～56.6	>56.6
148～148.9	<40.3	40.3～40.7	40.8～53.4	53.5～57.4	>57.4
149～149.9	<40.9	40.9～41.4	41.5～54.1	54.2～58.2	>58.2
150～150.9	<41.5	41.5～42.1	42.2～54.9	55.0～59.1	>59.1
151～151.9	<42.0	42.0～42.7	42.8～55.8	55.9～60.0	>60.0
152～152.9	<42.6	42.6～43.1	43.5～56.6	56.7～61.0	>61.0
153～153.9	<43.2	43.2～44.2	44.3～57.6	57.7～61.8	>61.8
154～154.9	<43.8	43.8～45.0	45.1～58.7	58.8～62.9	>62.9
155～155.9	<44.4	44.4～45.7	45.8～59.8	59.9～63.9	>63.9

续表

身高段 （厘米）	体重（千克）				
	1 分	3 分	5 分	3 分	1 分
156～156.9	<45.0	45.0～46.4	46.5～60.8	60.9～64.9	>64.9
157～157.9	<45.5	45.5～47.0	47.1～61.7	61.8～66.0	>66.0
158～158.9	<46.0	46.0～47.9	48.0～62.8	62.9～67.1	>67.1
159～159.9	<46.5	46.5～48.6	48.7～63.9	64.0～68.1	>68.1
160～160.9	<47.0	47.0～49.5	49.6～64.9	65.0～69.2	>69.2
161～161.9	<47.7	47.7～50.2	50.3～65.9	66.0～70.2	>70.2
162～162.9	<48.3	48.3～51.1	51.2～66.9	67.0～71.0	>71.0
163～163.9	<48.8	48.8～52.0	52.1～67.9	68.0～72.1	>72.1
164～164.9	<49.4	49.4～52.6	52.7～69.0	69.1～73.0	>73.0
165～165.9	<49.9	49.9～53.2	53.3～69.8	69.9～74.1	>74.1
166～166.9	<50.4	50.4～54.0	54.1～70.7	70.8～74.9	>74.9
167～167.9	<50.9	50.9～54.6	54.7～70.6	71.7～75.8	>75.8
168～168.9	<51.5	51.5～55.3	55.4～72.4	72.5～77.0	>77.0
169～169.9	<52.2	52.2～56.0	56.1～73.2	73.3～77.9	>77.9
170～170.9	<53.0	53.0～56.7	56.8～74.1	74.2～78.8	>78.8
171～171.9	<53.7	53.7～57.6	57.7～75.1	75.2～79.9	>79.9
172～172.9	<54.5	54.5～58.5	58.6～76.0	76.1～81.1	>81.1
173～173.9	<55.1	55.1～59.3	59.4～77.0	77.1～82.0	>82.0
174～174.9	<55.6	55.6～60.2	60.3～77.9	78.0～83.1	>83.1
175～175.9	<56.2	56.2～61.0	61.1～78.9	79.0～84.0	>84.0
176～176.9	<56.9	56.9～61.8	61.9～80.1	80.2～85.0	>85.0

续表

身高段 （厘米）	体重（千克）				
	1分	3分	5分	3分	1分
177～177.9	<57.5	57.5～62.3	62.4～81.1	81.2～86.1	>86.1
178～178.9	<58.1	58.1～63.1	63.2～82.2	82.3～87.0	>87.0
179～179.9	<58.7	58.7～63.7	63.8～83.2	83.3～88.1	>88.1
180～180.9	<59.4	59.4～64.3	64.4～84.4	84.5～89.1	>89.1
181～181.9	<59.9	59.9～65.2	65.3～85.5	85.6～90.1	>90.1
182～182.9	<60.5	60.5～65.9	66.0～86.7	86.8～91.1	>91.1
183～183.9	<61.2	61.2～66.7	66.8～87.7	87.8～92.2	>92.2
184～184.9	<61.8	61.8～67.4	67.5～88.8	88.9～93.2	>93.2
185～185.9	<62.4	62.4～68.1	68.2～89.7	89.8～94.2	>94.2
186～186.9	<63.0	63.0～68.9	69.0～90.8	90.9～95.3	>95.3
187～187.9	<63.7	63.7～69.7	69.8～91.7	91.8～96.4	>96.4
188～188.9	<64.3	64.3～70.4	70.5～92.8	92.9～97.5	>97.5
189～189.9	<65.0	65.0～71.4	71.5～93.7	93.8～98.6	>98.6
190～190.9	<65.6	65.6～72.1	72.2～94.7	94.8～99.7	>99.7
191～191.9	<66.2	66.2～72.9	73.0～95.8	95.9～100.7	>100.7
192～192.9	<66.9	66.9～73.9	74.0～97.0	97.1～101.8	>101.8
193～193.9	<67.6	67.6～74.6	74.7～98.2	98.3～103.0	>103.0
194～194.9	<68.3	68.3～75.5	75.6～99.4	99.5～104.1	>104.1
195～195.9	<68.9	68.9～76.3	76.4～100.5	100.6～105.3	>105.3
196～196.9	<69.6	69.6～77.1	77.2～101.6	101.7～106.5	>106.5
197～197.9	<70.3	70.3～78.1	78.2～102.7	102.8～107.7	>107.7

续表

身高段	体重（千克）				
（厘米）	1分	3分	5分	3分	1分
198～198.9	<71.0	71.0～79.0	79.1～103.8	103.9～108.8	>108.8
199～199.9	<71.6	71.6～79.7	79.8～104.6	104.7～109.8	>109.8

（标准来源：国家体育总局.国民体质测定标准手册（成年人部分）［M］.北京：人民体育出版社，2003.）

表1-5　30～39岁成年人身高标准体重评分表（女）

身高段	体重（千克）				
（厘米）	1分	3分	5分	3分	1分
140～140.9	<34.5	34.5～38.4	38.5～54.6	54.7～57.2	>57.2
141～141.9	<35.2	35.2～38.9	39.0～55.2	55.3～57.9	>57.9
142～142.9	<35.8	35.8～39.4	39.5～55.7	55.8～58.6	>58.6
143～143.9	<36.4	36.4～39.8	39.9～56.3	56.4～59.3	>59.3
144～144.9	<37.0	37.0～40.4	40.5～56.9	57.0～60.0	>60.0
145～145.9	<37.6	37.6～40.9	41.0～57.5	57.6～60.7	>60.7
146～146.9	<38.3	38.3～41.4	41.5～58.1	58.2～61.5	>61.5
147～147.9	<38.9	38.9～41.8	41.9～58.7	58.8～62.3	>62.3
148～148.9	<39.4	39.4～42.3	42.4～59.3	59.4～63.1	>63.1
149～149.9	<40.0	40.0～42.8	42.9～59.9	60.0～63.8	>63.8
150～150.9	<40.6	40.6～43.4	43.5～60.5	60.6～64.5	>64.5
151～151.9	<41.2	41.2～44.0	44.1～61.1	61.2～65.1	>65.1
152～152.9	<41.8	41.8～44.6	44.7～61.8	61.9～65.7	>65.7

续表

身高段 （厘米）	体重（千克）				
	1 分	3 分	5 分	3 分	1 分
153～153.9	<42.5	42.5～45.2	45.3～62.4	62.5～66.4	>66.4
154～154.9	<43.1	43.1～45.9	46.0～63.1	63.2～67.0	>67.0
155～155.9	<43.7	43.7～46.6	46.7～63.8	63.9～67.7	>67.7
156～156.9	<44.3	44.3～47.3	47.4～64.5	64.6～68.4	>68.4
157～157.9	<44.9	44.9～48.0	48.1～65.2	65.3～69.1	>69.1
158～158.9	<45.5	45.5～48.6	48.7～65.9	66.0～69.8	>69.8
159～159.9	<46.2	46.2～49.3	49.4～66.6	66.7～70.4	>70.4
160～160.9	<46.8	46.8～50.0	50.1～67.3	67.4～71.2	>71.2
161～161.9	<47.3	47.3～50.7	50.8～68.0	68.1～72.0	>72.0
162～162.9	<48.0	48.0～51.4	51.5～68.7	68.8～72.6	>72.6
163～163.9	<48.6	48.6～52.1	52.2～69.4	69.5～73.3	>73.3
164～164.9	<49.3	49.3～52.8	52.9～70.0	70.1～74.0	>74.0
165～165.9	<49.9	49.9～53.5	53.6～70.6	70.7～74.7	>74.7
166～166.9	<50.6	50.6～54.3	54.4～71.3	71.4～75.3	>75.3
167～167.9	<51.3	51.3～54.9	55.0～72.0	72.1～76.0	>76.0
168～168.9	<52.0	52.0～55.7	55.8～72.7	72.8～76.6	>76.6
169～169.9	<52.7	52.7～56.5	56.6～73.5	73.6～77.3	>77.3
170～170.9	<53.5	53.5～57.4	57.5～74.2	74.3～78.0	>78.0
171～171.9	<54.3	54.3～58.1	58.2～75.0	75.1～78.9	>78.9
172～172.9	<55.1	55.1～58.9	59.0～75.8	75.9～79.7	>79.7
173～173.9	<55.9	55.9～59.7	59.8～76.6	76.7～80.5	>80.5

续表

身高段 （厘米）	体重（千克）				
	1 分	3 分	5 分	3 分	1 分
174～174.9	＜56.8	56.8～60.5	60.6～77.5	77.6～81.3	＞81.3
175～175.9	＜57.5	57.5～61.5	61.6～78.4	78.5～82.1	＞82.1
176～176.9	＜58.3	58.3～62.2	62.3～79.1	79.2～83.0	＞83.0
177～177.9	＜59.1	59.1～62.9	63.0～79.9	80.0～83.7	＞83.7
178～178.9	＜59.9	59.9～63.6	63.7～80.7	80.8～84.5	＞84.5
179～179.9	＜60.7	60.7～64.2	64.3～81.7	81.8～85.3	＞85.3
180～180.9	＜61.5	61.5～65.1	65.2～82.3	82.4～86.0	＞86.0
181～181.9	＜62.3	62.3～65.6	65.7～82.9	83.0～86.8	＞86.8
182～182.9	＜63.1	63.1～66.3	66.4～83.8	83.9～87.7	＞87.7
183～183.9	＜63.9	63.9～67.0	67.1～84.7	84.8～88.6	＞88.6
184～184.9	＜64.7	64.7～67.7	67.8～85.6	85.7～89.3	＞89.3

（标准来源：国家体育总局．国民体质测定标准手册（成年人部分）［M］．北京：人民体育出版社，2003．）

表 1-6　40～49 岁成年人身高标准体重评分表（男）

身高段 （厘米）	体重（千克）				
	1 分	3 分	5 分	3 分	1 分
142～142.9	＜36.9	36.9～38.9	39.0～51.9	52.0～55.2	＞55.2
143～143.9	＜37.5	37.5～39.7	39.8～52.6	52.7～55.9	＞55.9
144～144.9	＜38.1	38.1～40.2	40.3～53.4	53.5～56.8	＞56.8
145～145.9	＜38.7	38.7～40.9	41.0～54.1	54.2～57.7	＞57.7

续表

身高段 （厘米）	体重（千克）				
	1分	3分	5分	3分	1分
146～146.9	<39.4	39.4～41.5	41.6～54.9	55.0～58.5	>58.5
147～147.9	<40.1	40.1～42.1	42.2～55.5	55.6～59.3	>59.3
148～148.9	<40.8	40.8～42.7	42.8～56.5	56.6～60.1	>60.1
149～149.9	<41.5	41.5～43.3	43.4～57.2	57.3～60.9	>60.9
150～150.9	<42.2	42.2～44.0	44.1～58.0	58.1～61.8	>61.8
151～151.9	<43.0	43.0～44.6	44.7～58.9	59.0～62.6	>62.6
152～152.9	<43.7	43.7～45.3	45.4～59.8	59.9～63.5	>63.5
153～153.9	<44.4	44.4～46.0	46.1～60.7	60.8～64.5	>64.5
154～154.9	<45.0	45.0～46.8	46.9～61.8	61.9～65.6	>65.6
155～155.9	<45.7	45.7～47.6	47.7～62.8	62.9～66.6	>66.6
156～156.9	<46.4	46.4～48.3	48.4～63.9	64.0～67.6	>67.6
157～157.9	<47.1	47.1～48.9	49.0～64.8	64.9～68.6	>68.6
158～158.9	<47.8	47.8～49.7	49.8～65.8	65.9～69.7	>69.7
159～159.9	<48.4	48.4～50.5	50.6～66.3	66.4～70.7	>70.7
160～160.9	<49.0	49.0～51.3	51.4～67.4	67.5～71.8	>71.8
161～161.9	<49.6	49.6～52.2	52.3～68.6	68.7～72.8	>72.8
162～162.9	<50.2	50.2～53.1	53.2～69.9	70.0～73.7	>73.7
163～163.9	<50.7	50.7～53.9	54.0～71.0	71.1～74.7	>74.7
164～164.9	<51.3	51.3～54.6	54.7～72.0	72.1～75.6	>75.6
165～165.9	<51.9	51.9～55.1	55.2～72.9	73.0～76.5	>76.5
166～166.9	<52.4	52.4～55.9	56.0～73.8	73.9～77.4	>77.4

续表

身高段 （厘米）	体重（千克）				
	1 分	3 分	5 分	3 分	1 分
167～167.9	＜52.9	52.9～56.5	56.6～74.6	74.7～78.3	＞78.3
168～168.9	＜53.5	53.5～57.2	57.3～75.5	75.6～79.3	＞79.3
169～169.9	＜54.2	54.2～57.8	57.9～76.3	76.4～80.4	＞80.4
170～170.9	＜55.0	55.0～58.6	58.7～77.2	77.3～81.3	＞81.3
171～171.9	＜55.8	55.8～59.5	59.6～78.1	78.2～82.4	＞82.4
172～172.9	＜56.4	56.4～60.4	60.5～79.0	79.1～83.5	＞83.5
173～173.9	＜57.0	57.0～61.2	61.3～80.0	80.1～84.5	＞84.5
174～174.9	＜57.7	57.7～62.1	62.2～81.1	81.1～85.5	＞85.5
175～175.9	＜58.3	58.3～62.9	63.0～81.9	82.0～86.5	＞86.5
176～176.9	＜58.9	58.9～63.7	63.8～83.0	83.1～87.4	＞87.4
177～177.9	＜59.5	59.5～64.3	64.4～84.1	84.2～88.5	＞85.5
178～178.9	＜60.1	60.1～65.0	65.1～85.2	85.3～89.5	＞89.5
179～179.9	＜60.7	60.7～65.7	65.8～86.2	86.3～90.5	＞90.5
180～180.9	＜61.3	61.3～66.3	66.4～87.4	87.5～91.5	＞91.5
181～181.9	＜61.9	61.9～67.0	67.1～88.5	88.6～92.6	＞92.6
182～182.9	＜62.5	62.5～67.9	68.0～89.7	89.8～93.6	＞93.6
183～183.9	＜63.3	63.3～68.7	68.8～90.8	90.9～94.6	＞94.6
184～184.9	＜63.8	63.8～69.4	69.5～91.8	91.9～95.7	＞95.7
185～185.9	＜64.4	64.4～70.1	70.2～91.9	92.0～96.7	＞96.7
186～186.9	＜65.1	65.1～70.9	71.0～92.9	93.0～97.8	＞97.8
187～187.9	＜65.7	65.7～71.7	71.8～94.8	94.9～97.9	＞97.9

续表

身高段 （厘米）	体重（千克）				
	1分	3分	5分	3分	1分
188～188.9	＜66.3	66.3～72.5	72.6～95.8	95.9～99.0	＞99.0
189～189.9	＜67.0	67.0～73.3	73.4～96.9	97.0～100.2	＞100.2
190～190.9	＜67.6	67.6～74.1	74.2～97.9	98.0～101.4	＞101.4
191～191.9	＜68.3	68.3～74.9	75.0～99.0	99.1～102.6	＞102.6
192～192.9	＜68.9	68.9～75.8	75.9～100.2	100.3～103.8	＞103.8
193～193.9	＜69.5	69.5～76.6	76.7～101.2	101.3～105.0	＞105.0

（标准来源：国家体育总局．国民体质测定标准手册（成年人部分）［M］．北京：人民体育出版社，2003.）

表 1-7　40～49 岁成年人身高标准体重评分表（女）

身高段 （厘米）	体重（千克）				
	1分	3分	5分	3分	1分
140～140.9	＜37.3	37.3～39.4	39.5～55.1	55.2～58.8	＞58.8
141～141.9	＜37.9	37.9～39.9	40.0～55.7	55.8～59.5	＞59.5
142～142.9	＜38.6	38.6～40.5	40.6～56.2	56.3～60.2	＞60.2
143～143.9	＜39.1	39.1～41.2	41.3～56.8	56.9～60.9	＞60.9
144～144.9	＜39.6	39.6～41.7	41.8～57.4	57.5～61.6	＞61.6
145～145.9	＜40.2	40.2～42.2	42.3～58.1	58.2～62.3	＞62.3
146～146.9	＜40.8	40.8～42.8	42.9～58.8	58.9～63.0	＞63.0
147～147.9	＜41.4	41.4～43.5	43.6～59.6	59.7～63.7	＞63.7
148～148.9	＜42.0	42.0～44.2	44.3～60.5	60.6～64.7	＞64.7

续表

身高段（厘米）	体重（千克）				
	1 分	3 分	5 分	3 分	1 分
149～149.9	<42.6	42.6～44.8	44.9～61.3	61.4～65.8	>65.8
150～150.9	<43.4	43.4～45.3	45.4～62.0	62.1～66.7	>66.7
151～151.9	<44.0	44.0～46.1	46.2～62.8	62.9～67.5	>67.5
152～152.9	<44.6	44.6～46.9	47.0～63.6	63.7～68.3	>68.3
153～153.9	<45.3	45.3～47.6	47.7～64.4	64.5～69.1	>69.1
154～154.9	<46.0	46.0～48.4	48.5～65.4	65.5～69.9	>69.9
155～155.9	<46.7	46.7～49.2	49.3～66.3	66.4～70.6	>70.6
156～156.9	<47.4	47.4～49.8	49.9～67.0	67.1～71.3	>71.3
157～157.9	<48.1	48.1～50.4	50.5～67.7	67.8～71.9	>71.9
158～158.9	<48.7	48.7～51.0	51.1～68.4	68.5～72.6	>72.6
159～159.9	<49.4	49.4～51.6	51.7～69.2	69.3～73.2	>73.2
160～160.9	<50.1	50.1～52.2	52.3～69.9	70.0～74.0	>74.0
161～161.9	<50.7	50.7～52.9	53.0～70.6	70.7～74.7	>74.7
162～162.9	<51.3	51.3～53.6	53.7～71.2	72.3～75.5	>75.5
163～163.9	<51.9	51.9～54.3	54.4～71.9	72.0～76.1	>76.1
164～164.9	<52.5	52.5～55.0	55.1～72.7	72.8～76.9	>76.9
165～165.9	<53.1	53.1～55.8	55.9～73.4	73.5～77.7	>77.7
166～166.9	<53.7	53.7～56.7	56.8～74.2	74.3～78.5	>78.5
167～167.9	<54.3	54.3～57.5	57.6～75.0	75.1～79.3	>79.3
168～168.9	<55.0	55.0～58.1	58.2～75.8	75.9～80.0	>80.0

续表

身高段 （厘米）	体重（千克）				
	1 分	3 分	5 分	3 分	1 分
169～169.9	<55.6	55.6～58.9	59.0～76.6	76.7～80.8	>80.8
170～170.9	<56.3	56.3～59.7	59.8～77.4	77.5～81.5	>81.5
171～171.9	<57.0	57.0～60.4	60.5～78.2	78.3～82.2	>82.2
172～172.9	<57.7	57.7～61.1	61.2～79.0	79.1～83.1	>83.1
173～173.9	<58.5	58.5～61.8	61.9～79.8	79.9～83.9	>83.9
174～174.9	<59.4	59.4～62.7	62.8～80.6	80.7～84.7	>84.7
175～175.9	<60.2	60.2～63.3	63.4～81.4	81.5～85.5	>85.5
176～176.9	<61.0	61.0～64.0	64.1～82.2	82.3～86.3	>86.3
177～177.9	<61.7	61.7～64.8	64.9～82.9	83.0～87.0	>87.0
178～178.9	<62.4	62.4～65.1	65.2～83.7	83.8～87.7	>87.7
179～179.9	<63.1	63.1～65.9	66.0～84.3	84.4～88.5	>88.5
180～180.9	<63.8	63.8～66.8	66.9～85.0	85.1～89.2	>89.2
181～181.9	<64.4	64.4～67.6	67.7～85.7	85.8～89.9	>89.9
182～182.9	<65.1	65.1～68.4	68.5～86.4	86.5～90.6	>90.6
183～183.9	<65.8	65.8～69.2	69.3～87.1	87.2～91.3	>91.3
184～184.9	<66.5	66.5～70.1	70.2～87.9	88.0～92.1	>92.1

（标准来源：国家体育总局．国民体质测定标准手册（成年人部分）［M］．北京：人民体育出版社，2003．）

表 1-8　50～59 岁成年人身高标准体重评分表（男）

身高段	体重（千克）				
（厘米）	1 分	3 分	5 分	3 分	1 分
142～142.9	<37.5	37.5～38.9	39.0～52.9	53.0～55.2	>55.2
143～143.9	<38.2	38.2～39.7	39.8～53.6	53.7～55.9	>55.9
144～144.9	<38.9	38.9～40.2	40.3～54.3	54.4～56.8	>56.8
145～145.9	<39.6	39.6～40.9	41.0～55.0	55.1～57.7	>57.7
146～146.9	<40.1	41.0～41.5	41.6～55.7	55.8～58.5	>58.5
147～147.9	<41.1	41.1～42.1	42.2～56.5	56.6～59.3	>59.3
148～148.9	<41.6	41.6～42.7	42.8～57.3	57.4～60.1	>60.1
149～149.9	<42.1	42.1～43.3	43.4～58.2	58.3～60.9	>60.9
150～150.9	<42.8	42.8～44.0	44.1～59.0	59.1～61.8	>61.8
151～151.9	<43.6	43.6～44.6	44.7～59.9	60.0～62.6	>62.6
152～152.9	<44.3	44.3～45.3	45.4～60.7	60.8～63.5	>63.5
153～153.9	<45.0	45.0～46.1	46.2～61.7	61.8～64.5	>64.5
154～154.9	<45.7	45.7～46.8	46.9～62.8	62.9～65.6	>65.6
155～155.9	<46.3	46.3～47.6	47.7～63.8	63.9～66.6	>66.6
156～156.9	<46.9	46.9～48.3	48.4～64.9	65.0～67.6	>67.6
157～157.9	<47.4	47.4～48.9	49.0～65.8	65.9～68.6	>68.6
158～158.9	<48.0	48.0～49.7	49.8～66.8	66.9～69.7	>69.7
159～159.9	<48.5	48.5～50.5	50.6～67.3	67.4～70.7	>70.7
160～160.9	<49.0	49.0～51.3	51.4～68.4	68.5～71.8	>71.8
161～161.9	<49.6	49.6～52.2	52.3～69.7	69.8～72.8	>72.8
162～162.9	<50.2	50.2～53.1	53.2～70.9	71.0～73.7	>73.7

续表

身高段（厘米）	体重（千克）				
	1 分	3 分	5 分	3 分	1 分
163～163.9	＜50.7	50.7～53.9	54.0～72.0	72.1～74.7	＞74.7
164～164.9	＜51.3	51.3～54.6	54.7～73.0	73.1～75.6	＞75.6
165～165.9	＜51.9	51.9～55.1	55.2～73.9	74.0～76.5	＞76.5
166～166.9	＜52.4	52.4～55.9	56.0～74.8	74.9～77.4	＞77.4
167～167.9	＜52.9	52.9～56.5	56.6～75.6	75.7～78.3	＞78.3
168～168.9	＜53.5	53.5～57.2	57.3～76.5	76.6～79.3	＞79.3
169～169.9	＜54.2	54.2～57.8	57.9～77.3	77.4～80.4	＞80.4
170～170.9	＜55.0	55.0～58.6	58.7～78.2	78.3～81.3	＞81.3
171～171.9	＜55.8	55.8～59.5	59.6～79.1	79.2～82.4	＞82.4
172～172.9	＜56.4	56.4～60.4	60.5～80.0	80.1～83.5	＞83.5
173～173.9	＜57.0	57.0～61.2	61.3～81.0	81.1～84.5	＞84.5
174～174.9	＜57.7	57.7～62.1	62.2～82.0	82.1～85.5	＞85.5
175～175.9	＜58.3	58.3～62.9	63.0～82.9	83.0～86.5	＞86.5
176～176.9	＜58.9	58.9～63.7	63.8～84.0	84.1～87.4	＞87.4
177～177.9	＜59.5	59.5～64.3	64.4～85.1	85.2～88.5	＞88.5
178～178.9	＜60.1	60.1～65.0	65.1～86.2	86.3～89.5	＞89.5
179～179.9	＜60.7	60.7～65.7	65.8～87.2	87.3～90.5	＞90.5
180～180.9	＜61.3	61.3～66.3	66.4～88.2	88.3～91.5	＞91.5
181～181.9	＜61.9	61.9～67.0	67.1～89.1	89.2～92.6	＞92.6
182～182.9	＜62.5	62.5～67.9	68.0～90.1	90.2～93.6	＞93.6
183～183.9	＜63.3	63.3～68.7	68.8～91.0	91.1～94.6	＞94.6
184～184.9	＜63.8	63.8～69.4	69.5～91.9	92.0～95.7	＞95.7

续表

身高段	体重(千克)				
(厘米)	1分	3分	5分	3分	1分
185～185.9	<64.4	64.4～70.1	70.2～92.9	93.0～96.7	>96.7
186～186.9	<65.1	65.1～70.9	71.0～93.9	94.0～97.8	>97.8
187～187.9	<65.7	65.7～71.7	71.8～94.8	94.9～97.9	>97.9
188～188.9	<66.3	66.3～72.5	72.6～95.8	95.9～99.0	>99.0
189～189.9	<67.0	67.0～73.3	73.4～96.9	97.0～100.2	>100.2
190～190.9	<67.6	67.6～74.1	74.2～97.9	98.0～101.4	>101.4
191～191.9	<68.3	68.3～74.9	75.0～99.0	99.1～102.6	>102.6
192～192.9	<68.9	68.9～75.8	75.9～100.2	100.3～103.8	>103.8
193～193.9	<69.5	69.5～76.6	76.7～101.2	101.3～105.0	>105.0

（标准来源：国家体育总局．国民体质测定标准手册（成年人部分）[M]．北京：人民体育出版社，2003．）

表 1-9　50～59 岁成年人身高标准体重评分表（女）

身高段	体重(千克)				
(厘米)	1分	3分	5分	3分	1分
140～140.9	<37.3	37.3～40.4	40.5～55.2	55.3～58.3	>58.3
141～141.9	<37.9	37.9～40.9	41.0～55.7	55.8～59.1	>59.1
142～142.9	<38.6	38.6～41.5	41.6～56.2	56.3～59.9	>59.9
143～143.9	<39.1	39.1～42.2	42.3～56.8	56.9～60.6	>60.6
144～144.9	<39.6	39.6～42.7	42.8～57.4	57.5～61.4	>61.4
145～145.9	<40.2	40.2～43.2	43.3～58.1	58.2～62.2	>62.2

续表

身高段（厘米）	体重（千克）				
	1分	3分	5分	3分	1分
146～146.9	<40.8	40.8～43.8	43.9～58.8	58.9～63.0	>63.0
147～147.9	<41.4	41.4～44.5	44.6～59.6	59.7～63.9	>63.9
148～148.9	<42.0	42.0～45.2	45.3～60.5	60.6～64.8	>64.8
149～149.9	<42.6	42.6～45.8	45.9～61.3	61.4～65.8	>65.8
150～150.9	<43.4	43.4～46.3	46.4～62.0	62.1～66.7	>66.7
151～151.9	<44.0	44.0～47.1	47.2～62.8	62.9～67.5	>67.5
152～152.9	<44.6	44.6～47.9	48.0～63.6	63.7～68.3	>68.3
153～153.9	<45.3	45.3～48.6	48.7～64.4	64.5～69.1	>69.1
154～154.9	<46.0	46.0～49.4	49.5～65.2	65.3～69.9	>69.9
155～155.9	<46.7	46.7～50.2	50.3～66.0	66.1～70.6	>70.6
156～156.9	<47.4	47.4～50.8	50.9～66.7	66.8～71.3	>71.3
157～157.9	<48.1	48.1～51.4	51.5～67.4	67.5～71.9	>71.9
158～158.9	<48.7	48.7～52.0	52.1～68.1	68.2～72.6	>72.6
159～159.9	<49.4	49.4～52.6	52.7～69.0	69.1～73.2	>73.2
160～160.9	<50.1	50.1～53.2	53.3～69.9	70.0～74.0	>74.0
161～161.9	<50.7	50.7～53.9	54.0～70.6	70.7～74.7	>74.7
162～162.9	<51.3	51.3～54.6	54.7～71.3	71.4～75.5	>75.5
163～163.9	<51.9	51.9～55.3	55.4～72.0	72.1～76.1	>76.1
164～164.9	<52.5	52.5～56.0	56.1～72.7	72.8～76.9	>76.9
165～165.9	<53.1	53.1～56.8	56.9～73.4	73.5～77.7	>77.7
166～166.9	<53.7	53.7～57.7	57.8～74.2	74.3～78.5	>78.5

续表

身高段 （厘米）	体重（千克）				
	1 分	3 分	5 分	3 分	1 分
167～167.9	＜54.3	54.3～58.5	58.6～75.0	75.1～79.3	＞79.3
168～168.9	＜55.0	55.0～59.1	59.2～75.8	75.9～80.0	＞80.0
169～169.9	＜55.6	55.6～59.9	60.0～76.6	76.7～80.8	＞80.8
170～170.9	＜56.3	56.3～60.7	60.8～77.4	77.5～81.5	＞81.5
171～171.9	＜57.0	57.0～61.4	61.5～78.2	78.3～82.2	＞82.2
172～172.9	＜57.7	57.7～62.1	62.2～79.0	79.1～83.1	＞83.1
173～173.9	＜58.5	58.5～62.8	62.9～79.8	79.9～83.9	＞83.9
174～174.9	＜59.4	59.4～63.7	63.8～80.7	80.8～84.7	＞84.7
175～175.9	＜60.2	60.2～64.3	64.4～81.5	81.6～85.5	＞85.5
176～176.9	＜61.0	61.0～65.0	65.1～82.2	82.3～86.3	＞86.3
177～177.9	＜61.7	61.7～65.8	65.9～83.0	83.1～87.0	＞87.0
178～178.9	＜62.4	62.4～66.1	66.2～83.7	83.8～87.7	＞87.7
179～179.9	＜63.1	63.1～66.9	67.0～84.3	84.4～88.5	＞88.5
180～180.9	＜63.8	63.8～67.8	67.9～85.0	85.1～89.2	＞89.2
181～181.9	＜64.4	64.4～68.6	68.7～85.7	85.8～89.9	＞89.9
182～182.9	＜65.1	65.1～69.4	69.5～86.4	86.5～90.5	＞90.5
183～183.9	＜65.8	65.8～70.2	70.3～87.1	87.2～91.1	＞91.1
184～184.9	＜66.5	66.5～71.1	71.2～87.9	88.0～91.8	＞91.8

（标准来源：国家体育总局．国民体质测定标准手册（成年人部分）［M］．北京：人民体育出版社，2003．）

表 1-10 60～69 岁老年人身高标准体重评分表（男）

身高段 （厘米）	体重（千克）				
	1 分	3 分	5 分	3 分	1 分
140～140.9	<33.9	33.9～35.6	35.7～53.2	53.3～56.9	>56.9
141～141.9	<34.5	34.5～36.3	36.4～53.9	54.0～57.4	>57.4
142～142.9	<35.1	35.1～37.1	37.2～54.5	54.6～58.0	>58.0
143～143.9	<35.7	35.7～37.9	38.0～55.1	55.2～58.6	>58.6
144～144.9	<36.3	36.3～38.7	38.8～55.8	55.9～59.3	>59.3
145～145.9	<36.9	36.9～39.5	39.6～56.4	56.5～60.0	>60.0
146～146.9	<37.5	37.5～40.3	40.4～57.0	57.1～60.6	>60.6
147～147.9	<38.1	38.1～41.1	41.2～57.6	57.7～61.2	>61.2
148～148.9	<38.8	38.8～41.9	42.0～58.2	58.3～61.9	>61.9
149～149.9	<39.5	39.5～42.7	42.8～58.8	58.9～62.5	>62.5
150～150.9	<40.1	40.1～43.5	43.6～59.4	59.5～63.4	>63.4
151～151.9	<40.7	40.7～44.2	44.3～60.1	60.2～64.0	>64.0
152～152.9	<41.3	41.3～44.9	45.0～60.6	60.7～64.8	>64.8
153～153.9	<41.9	41.9～45.6	45.7～61.2	61.3～65.7	>65.7
154～154.9	<42.5	42.5～46.4	46.5～61.8	61.9～66.7	>66.7
155～155.9	<43.1	43.1～47.2	47.3～62.5	62.6～67.6	>67.6
156～156.9	<43.7	43.7～48.1	48.2～63.3	63.4～68.6	>68.6
157～157.9	<44.3	44.3～49.0	49.1～64.1	64.2～69.6	>69.6
158～158.9	<44.9	44.9～49.9	50.0～64.9	65.0～70.4	>70.4
159～159.9	<45.5	45.5～50.7	50.8～65.7	65.8～71.3	>71.3
160～160.9	<46.2	46.2～51.6	51.7～66.6	66.7～72.0	>72.0

续表

身高段 （厘米）	体重（千克）				
	1分	3分	5分	3分	1分
161～161.9	<46.9	46.9～52.7	52.8～67.4	67.5～72.9	>72.9
162～162.9	<47.6	47.6～53.7	53.8～68.3	68.4～73.7	>73.7
163～163.9	<48.4	48.4～54.8	54.9～69.2	69.3～74.6	>74.6
164～164.9	<49.5	49.5～55.7	55.8～70.0	70.1～75.6	>75.6
165～165.9	<50.4	50.4～56.7	56.8～71.0	71.1～76.6	>76.6
166～166.9	<51.2	51.2～57.6	57.7～72.2	72.3～77.6	>77.6
167～167.9	<52.0	52.0～58.4	58.5～73.3	73.4～78.6	>78.6
168～168.9	<52.8	52.8～59.2	59.3～73.9	74.0～79.7	>79.7
169～169.9	<53.6	53.6～60.1	60.2～75.5	75.6～80.7	>80.7
170～170.9	<54.4	54.4～60.9	61.0～76.5	76.6～81.8	>81.8
171～171.9	<55.1	55.1～61.7	61.8～77.5	77.6～82.8	>82.8
172～172.9	<55.7	55.7～62.4	62.5～78.5	78.6～83.8	>83.8
173～173.9	<56.4	56.4～63.1	63.2～79.5	79.6～84.7	>84.7
174～174.9	<57.1	57.1～63.8	63.9～80.4	80.5～85.7	>85.7
175～175.9	<57.9	57.9～64.6	64.7～81.5	81.6～86.7	>86.7
176～176.9	<58.7	58.7～65.4	65.5～82.4	82.5～87.6	>87.6
177～177.9	<59.4	59.4～66.2	66.3～83.3	83.4～88.6	>88.6
178～178.9	<60.1	60.1～67.1	67.2～84.3	84.4～89.5	>89.5
179～179.9	<60.7	60.7～68.0	68.1～85.2	85.3～90.5	>90.5
180～180.9	<61.4	61.4～68.7	68.8～86.1	86.2～91.3	>91.3
181～181.9	<62.1	62.1～69.5	69.6～87.0	87.1～92.1	>92.1

续表

身高段 （厘米）	体重（千克）				
	1分	3分	5分	3分	1分
182～182.9	<62.8	62.8～70.3	70.4～88.0	88.1～92.9	>92.9
183～183.9	<63.5	63.5～71.2	71.3～88.9	89.0～93.6	>93.6
184～184.9	<64.1	64.1～72.1	72.2～89.9	90.0～94.4	>94.4
185～185.9	<64.7	64.7～72.9	73.0～90.8	90.9～95.3	>95.3
186～186.9	<65.3	65.3～73.6	73.7～91.8	91.9～96.1	>96.1
187～187.9	<66.0	66.0～74.4	74.5～92.7	92.8～96.8	>96.8

（标准来源：国家体育总局．国民体质测定标准手册（老年人部分）[M]．北京：人民体育出版社，2003.）

表 1-11 60～69 岁老年人身高标准体重评分表（女）

身高段 （厘米）	体重（千克）				
	1分	3分	5分	3分	1分
135～135.9	<32.4	32.4～34.6	34.7～52.4	55.3～52.5	>55.3
136～136.9	<33.0	33.0～35.2	35.3～52.9	53.0～55.9	>55.9
137～137.9	<33.6	33.6～35.8	35.9～53.5	53.6～56.6	>56.6
138～138.9	<34.3	34.3～36.4	36.5～54.1	54.2～57.2	>57.2
139～139.9	<34.9	34.9～37.1	37.2～54.7	54.8～58.0	>58.0
140～140.9	<35.4	35.4～38.1	38.2～55.4	55.5～58.8	>58.8
141～141.9	<36.0	36.0～38.6	38.7～56.1	56.2～59.5	>59.5
142～142.9	<36.6	36.6～39.7	39.8～56.7	56.8～60.1	>60.1
143～143.9	<37.2	37.2～40.4	40.5～57.3	57.4～60.7	>60.7

续表

身高段	体重（千克）				
（厘米）	1分	3分	5分	3分	1分
144～144.9	＜37.8	37.8～41.2	41.3～58.0	58.1～61.3	＞61.3
145～145.9	＜38.4	38.4～42.0	42.1～58.6	58.7～61.9	＞61.9
146～146.9	＜39.0	39.0～42.8	42.9～59.1	59.2～62.5	＞62.5
147～147.9	＜39.6	39.6～43.6	43.7～59.8	59.9～63.2	＞63.2
148～148.9	＜40.3	40.3～44.4	44.5～60.4	60.5～63.9	＞63.9
149～149.9	＜41.0	41.0～45.2	45.3～61.0	61.1～64.5	＞64.5
150～150.9	＜41.6	41.6～46.0	46.1～61.6	61.7～65.2	＞65.2
151～151.9	＜42.2	42.2～46.7	46.8～62.3	62.4～65.9	＞65.9
152～152.9	＜42.8	42.8～47.4	47.5～62.8	62.9～66.8	＞66.8
153～153.9	＜43.4	48.1～43.4	48.2～63.4	63.5～67.7	＞67.7
154～154.9	＜44.0	44.0～48.9	49.0～64.0	64.1～68.7	＞68.7
155～155.9	＜44.6	44.6～49.7	49.8～64.7	64.8～69.7	＞69.7
156～156.9	＜45.2	45.2～50.6	50.7～65.5	65.6～70.6	＞70.6
157～157.9	＜45.8	45.8～51.5	51.6～66.3	66.4～71.5	＞71.5
158～158.9	＜46.4	46.4～52.4	52.5～67.1	67.2～72.3	＞72.3
159～159.9	＜47.0	47.0～53.3	53.4～67.9	68.0～73.3	＞73.3
160～160.9	＜47.6	47.6～54.2	54.3～68.8	68.9～74.1	＞74.1
161～161.9	＜48.3	48.3～55.1	55.2～69.6	69.7～74.9	＞74.9
162～162.9	＜49.1	49.1～56.1	56.2～70.5	70.6～75.8	＞75.8
163～163.9	＜49.9	49.9～57.0	57.1～71.4	71.5～76.7	＞76.7
164～164.9	＜50.9	50.9～57.9	58.0～72.2	72.3～77.6	＞77.6

续表

身高段（厘米）	体重（千克）				
	1分	3分	5分	3分	1分
165～165.9	＜51.7	51.7～58.8	58.9～73.2	73.3～78.6	＞78.6
166～166.9	＜52.6	52.6～59.9	60.0～74.4	74.5～79.6	＞79.6
167～167.9	＜53.4	53.4～60.8	60.9～75.5	75.6～80.6	＞80.6
168～168.9	＜54.2	54.2～61.6	61.7～76.6	76.7～81.7	＞81.7
169～169.9	＜55.0	55.0～62.5	62.6～77.7	77.8～82.7	＞82.7
170～170.9	＜55.8	55.8～63.3	63.4～78.7	78.8～83.8	＞83.8
171～171.9	＜56.5	56.5～64.1	64.2～79.7	79.8～84.8	＞84.8
172～172.9	＜57.2	57.2～64.8	64.9～80.7	80.8～85.8	＞85.8
173～173.9	＜57.9	57.9～65.6	65.7～81.7	81.8～86.7	＞86.7
174～174.9	＜58.6	58.6～66.2	66.3～82.7	87.7～82.8	＞87.7
175～175.9	＜59.4	59.4～67.0	67.1～83.7	83.8～88.6	＞88.6
176～176.9	＜60.2	60.2～67.8	67.9～84.6	84.7～89.6	＞89.6
177～177.9	＜61.0	61.0～68.6	68.7～85.5	85.6～90.7	＞90.7
178～178.9	＜61.7	61.7～69.5	69.6～86.5	86.6～91.6	＞91.6
179～179.9	＜62.4	62.4～70.3	70.4～87.5	87.6～92.5	＞92.5
180～180.9	＜63.1	63.1～71.0	71.1～88.3	88.4～93.4	＞93.4

（标准来源：国家体育总局．国民体质测定标准手册（老年人部分）［M］．北京：人民体育出版社，2003．）

二、BMI 指数

BMI 指数英文为 body mass index，简称 BMI（即身体质量指数，简称体质指数），是目前国际上通用的衡量人体胖瘦程度以及是否健康的一个标准。BMI 指数的计算适用于 20～69 岁戒毒人员的各个年龄组。

（一）BMI 指数的计算

该指数是用体重值除以身高值的平方得出的数字，计算公式如下：

$$体质指数（BMI）= 体重（kg）÷ 身高^2（m^2）$$

（二）BMI 指数的评定标准

BMI 指数是与体内脂肪总量密切相关的指标，该指标考虑了体重和身高两个因素。BMI 简单、实用，可反映全身性肥瘦程度，成人 BMI 数值的评定标准有 WHO 标准、亚洲标准和中国标准，详见表 1-12。

表 1-12　BMI 指数评定标准

BMI 分类	WHO 标准	亚洲标准	中国标准	相关疾病发病危险性
偏瘦	＜18.5	＜18.5	＜18.5	低（但其他疾病危险性增加）
正常	18.5～24.9	18.5～22.9	18.5～23.9	平均水平
超重	≥25.0	≥23.0	≥24.0	增加
偏胖	25.0～29.9	23.0～24.9	24.0～26.9	增加

续表

BMI 分类	WHO 标准	亚洲标准	中国标准	相关疾病发病危险性
Ⅰ肥胖	30.0～34.9	25.0～29.9	27.0～29.9	中度增加
Ⅱ肥胖	35.0～39.9	≥30.0	≥30.0	严重增加
Ⅲ肥胖	≥40.0	≥40.0	≥40.0	非常严重增加

（注：BMI 指数评定并不适用于所有的人，如：未满 18 岁者，运动员，经常做力量训练的人，怀孕或哺乳中的妇女，身体虚弱或久坐不动的老人等。）

三、身体成分

身体成分是指体内各种成分的含量，是反映人体内部结构比例特征的指标，常用体内各种物质的组成和比例表示，身体的强弱与否和身体成分有密切的关系。身体成分分析适用于 20～69 岁戒毒人员的各个年龄组。

（一）身体成分主要组成

人的身体成分主要是由水（body water）、蛋白质（protein）、脂肪（body fat）、无机盐（mineral）构成的，人体成分的均衡是维持健康状态的最基本的条件。

水：水占人体体重的 60%～70%，主要构成人体的体液，包括细胞内液（intracellular fluid）和细胞外液（extracellular fluid）。正常状态下人体的细胞内液和细胞外液的比例保持 2：1，这种分布比例维持着稳定平衡。但是，如果新陈代谢出了问题，原来的水分分布将失去均衡，这将影响到细胞的生存环境，从而危害人体健康。身体成分分析可以测量身体总水分，以及细胞内和细胞外水分，从而了解戒毒人员身体水分的分布情况。

蛋白质：蛋白质是生命的物质基础，一般用来指含氮的一类有机化合物，其基本的结构单位是氨基酸。蛋白质是组成人体一切细胞组织的重要成分，但是蛋白质如果摄取过量也会在体内转化成脂肪，造成脂肪堆积。相反，如果蛋白质缺乏又会出现营养不良、免疫力低下、乏力、运动能力减退等症状。身体成分分析中蛋白质的含量可以反映戒毒人员的营养状态、身体发育和健康程度等。

脂肪：脂肪是提供人体热量的三大能量之一，由碳、氢和氧元素组成。体内脂肪是人体维持生命所必需的营养成分，人体内应存有一定量的脂肪以维持正常的身体运行。食物中的脂肪在肠胃中消化，吸收后大部分又再度转变为脂肪。它主要分布在人体皮下组织、大网膜、肠系膜和肾脏周围等处。体内脂肪的含量常随营养状况、能量消耗等因素而变动。但是，如果体内脂肪过多则会让我们运动能力下降，而且血液中过高的血脂是诱发高血压和心脏病的主要因素。相反，如果人体必需的脂肪酸缺乏则会引起生长迟缓、生殖障碍、皮肤受损等。另外，还可引起肝脏、肾脏、神经和视觉等多种疾病。身体成分分析可以获得戒毒人员体脂百分比、脂肪重量、内脏脂肪面积、内脏脂肪含量、皮下脂肪含量、腰臀百分比，以及人体上肢、躯干、下肢的脂肪节段分布。其中，身体成分分析测试报告中的腰臀百分比，反映戒毒人员个体脂肪储存在腰、臀的比例。有研究表明，如果脂肪主要储存在腰部，相对于脂肪储存在臀部有更高的患心脏病和糖尿病的风险。

无机盐：旧称矿物质，即无机化合物中的盐类，细胞中大多数无机盐以离子形式存在，由有机物和无机物综合组成。人体已发现有20余种必需的无机盐，占人体重量的 4%～5%。其中大量元素有钙（Ca）、磷（P）、钾（K）、硫（S）、钠（Na）、氯（Cl）、镁（Mg），微量元素有铁(Fe)、锌(Zn)、硒(Se)、钼(Mo)、氟(F)、铬(Cr)、钴(Co)、碘(I)等。虽然无机盐在细胞、人体中的含量很低,但是作用非常大。无机盐是细胞的结构成分,它们参与生物体的代谢活动,并维持生物体内的酸碱平衡和细胞的渗透压。人体无机盐含量异常会危害人体的健康,如缺钙可导致骨软化病、骨质疏松症等,也可引起抽搐症状;缺铁会导致缺铁性贫血、免疫力下降等;缺镁可导致神经紧张、情绪不稳、肌肉震颤等;缺碘会导致呆小症、儿童及成人甲状腺肿大等。身体成分分析可以检测人体的无机盐含量,也可以及时了解戒毒人员的健康状况。

(二)身体成分分析

身体成分分析可以采用人体成分分析仪(图 1-8)进行测量,可进行左上肢、右上肢、躯干、左下肢、右下肢多频生物电阻抗分析。

身体成分分析可以输出以下指标:身体水分含量、蛋白质、无机盐、体脂肪、骨量、体重、标准体重、去脂肪体重、骨骼肌、BMI、体脂百分数(PBF)、腰臀脂肪比率、水分比率、肥胖诊断、营养评估、体重评估、肥胖评估、目标体重、体重控制、脂肪控制、肌肉控制、健康评估、基础代谢量、热量摄入控制量等。参见身体成分分析示例(图 1-9)。

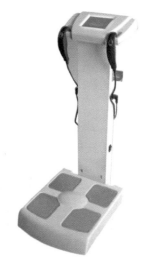

图 1-8　人体成分分析仪

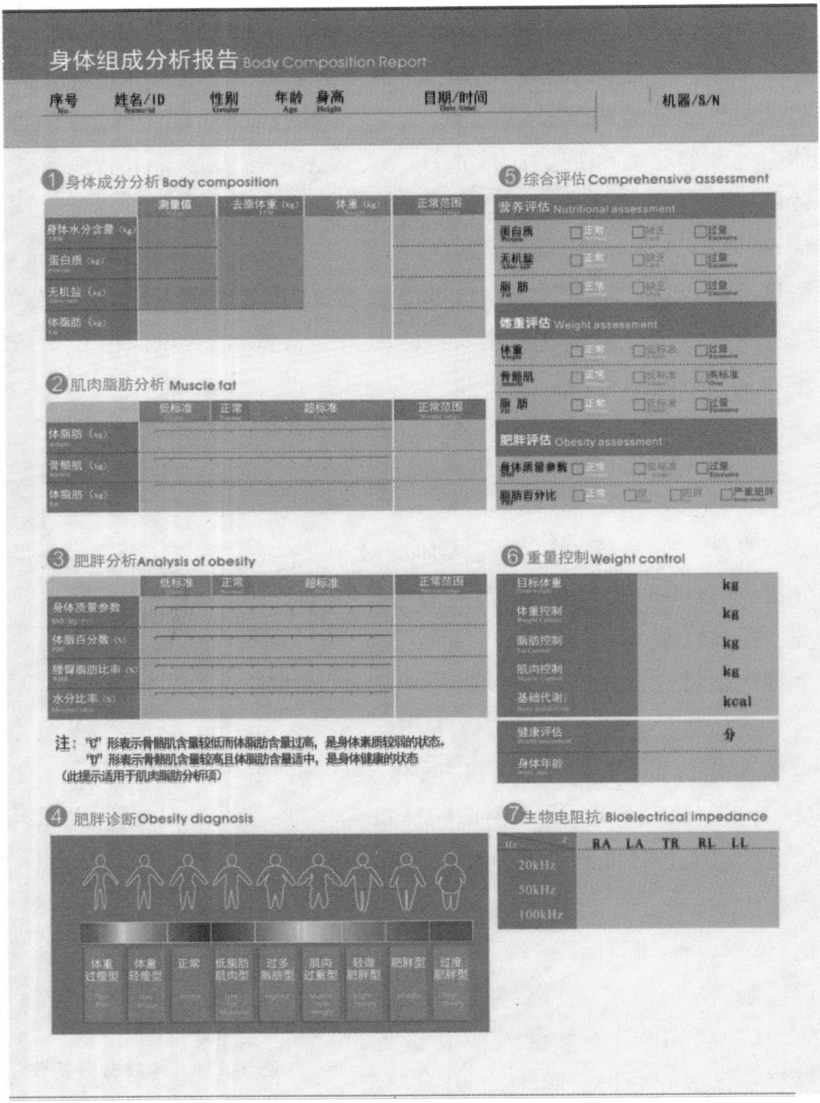

图 1-9　身体成分分析示例图

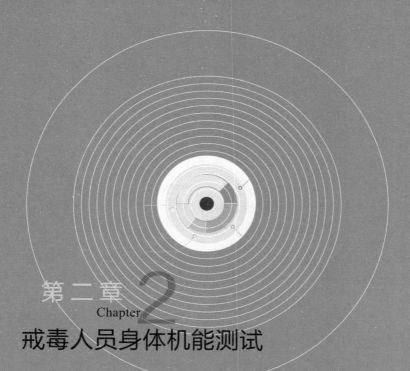

第二章
Chapter 2
戒毒人员身体机能测试

身体机能是指人的整体及其组成的各器官和系统所表现的生命活动。常用身体机能测试指标包括肺活量、台阶试验、心率和血压，这些测试指标可以用于评估戒毒人员的呼吸和心血管系统机能水平。

一、肺活量

肺活量是指人在尽最大努力吸气后，再尽最大努力呼气所能呼出的气体量，是反映戒毒人员肺容积和通气功能的常用指标。肺活量的大小与年龄、性别、身高、体重、胸围、体育锻炼程度及身体机能状况有关。该指标的测试适用于 20～69 岁戒毒人员的各个年龄组。

（一）测试方法

肺活量的测试采用肺活量测试仪（图 2-1），测试时肺活量测试仪应放在平稳的桌面或专用支架上，使用前，用标准气体容量测试器进行肺活量测试仪的检验。测试应在通风良好的房间内进行，将一次性、干燥、卫生的吹嘴插入外设测试吹管。开启外设的电源开关时,要长按屏幕左侧的 M 键 3 秒,当仪器显示"0",即可进入测试状态。

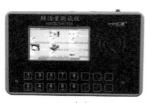 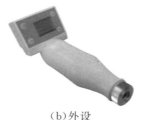

（a）主机 （b）外设

图 2-1 肺活量测试仪

测试前,测试人员首先要将口嘴安装在文式管的进气口上,交给受试者。向受试者讲解测试要领,嘱其不必紧张。测试时,受试者呈自然站立位,手握文式管手柄,使导压软管在文式管上方。头部略向后仰,尽力深吸气直到不能吸气为止。然后,将嘴对准口嘴缓慢地呼气,直到不能呼气为止(图 2-2)。此时,测试成绩显示在外设屏幕上,同时播报测试结果。测试 2 次,测试人员记录最大值,以毫升为单位,不保留小数。2 次测试间隔时间不超过 15 秒,按 OK 键确认测试结果并同时清零,方可进行下一个测试。

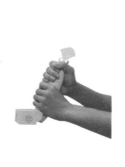 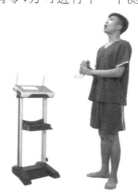 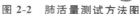 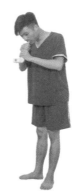

图 2-2 肺活量测试方法图

　　本款仪器可单独使用,也可以无线连接主机,通过主机控制来进行测试。开机后再按 M 键一次进入功能菜单,可进行开始测试、音量调节、设置无线及零点标定。

　　音量调节:进入功能菜单,按 OK 键确认,按向上或向下键可调高或降低音量,调节至适合的音量后再按 OK 键确认,再按向下键至开始测试设置项,按 OK 键退出设置至测试界面。

　　无线设定:此选项连接主机时需设定,进入功能菜单,按向下键至无线设置项,按 OK 键进入设置界面,在主机上操作设置成功后自动退出至测试界面。

　　零点标定:此项是进行仪器的校准操作,不建议测试人员操作,否则会造成仪器测试结果不准。

(二)测试常见错误

　　(1)测试时,受试者呼气过猛。

　　(2)受试者测试时,导压管朝下或手堵住了出气口(图 2-3),应及时予以纠正,并重新测试。

(三)测试注意事项

　　(1)测试应使用一次性口嘴。如果需重复使用时,必须进行严格消毒。

　　(2)测试前,测试人员应向受试者讲解测试要领,进行示范演示,受试者可试吹一次。

　　(3)测试时,必须保持导压软管在文式管上方。

　　(4)受试者在测试过程中不可停顿或换气,否则测试立即结束。

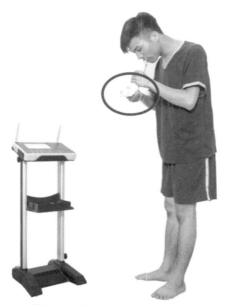

图 2-3 肺活量测试常见错误

（5）当显示器显示不为"0"时，按下 OK 键即可清除当前测量数据，准备下一次测试。在清零时不可晃动仪器或向吹筒内吹气，否则测量数据将会不准。

（6）肺活量计量部位的通畅和干燥是仪器准确的关键，导压软管必须在文式管上方，以免唾液等杂物堵住通气道。每测试 10 人及测试完毕后，要用干棉球及时清洁通气管内部。

（7）设置机器编号时，注意在一个测试网络中，不容许任何两台机器的编号相同。

（8）尽可能使本测试仪远离其他无线传输产品，以免受到无线干扰。

（9）当仪器发出蓄电池电量过低报警时，请尽快对其充电，否则有可能损坏电池。长时间不用时请至少每隔3个月给仪器充电一次。

(四)测试仪器常见故障和处理方法

肺活量测试仪器常见故障和处理方法详见表2-1。

表 2-1　肺活量测试仪器常见故障和处理方法

故障现象	故障原因	处理方法
液晶屏无显示,操作不起作用	电池电压过低	对电池充电
有显示,测试无反应	吹筒堵塞	清除通道异物
测试不准确	人为更改标定值	重新标定
单机不能使用	被主机锁死	将连接的主机退出

(五)评分标准

戒毒人员20～69岁年龄组肺活量评分标准详见表2-2。

表 2-2　20～69 岁成年人肺活量评分表　　单位:毫升

年龄	性别	1 分	2 分	3 分	4 分	5 分
20～24 岁	男	2369～2847	2848～3464	3465～3984	3985～4634	＞4634
20～24 岁	女	1423～1873	1874～2354	2355～2779	2780～3259	＞3259
25～29 岁	男	2326～2849	2850～3459	3460～3969	3970～4624	＞4624
25～29 岁	女	1396～1834	1835～2364	2365～2769	2770～3244	＞3244
30～34 岁	男	2240～2749	2750～3344	3345～3874	3875～4544	＞4544
30～34 岁	女	1320～1781	1782～2339	2340～2759	2760～3242	＞3242
35～39 岁	男	2135～2619	2620～3209	3210～3739	3740～4349	＞4349

续表

年龄	性别	1分	2分	3分	4分	5分
35～39 岁	女	1295～1734	1735～2249	2250～2674	2675～3159	＞3159
40～44 岁	男	2007～2449	2450～3084	3085～3599	3600～4223	＞4223
40～44 岁	女	1228～1629	1630～2149	2150～2573	2574～3074	＞3074
45～49 岁	男	1900～2307	2308～2964	2965～3464	3465～4099	＞4099
45～49 岁	女	1160～1519	1520～2049	2050～2459	2460～2979	＞2979
50～54 岁	男	1770～2164	2165～2779	2780～3254	3255～3914	＞3914
50～54 岁	女	1115～1469	1470～1977	1978～2374	2375～2899	＞2899
55～59 岁	男	1669～2059	2060～2644	2645～3124	3125～3769	＞3769
55～59 岁	女	1095～1374	1375～1854	1855～2249	2250～2769	＞2769
60～64 岁	男	1400～1827	1828～2425	2426～2939	2940～3499	＞3499
60～64 岁	女	955～1219	1220～1684	1685～2069	2070～2552	＞2552
65～69 岁	男	1255～1660	1661～2229	2230～2749	2750～3334	＞3334
65～69 岁	女	895～1104	1105～1559	1560～1964	1965～2454	＞2454

（标准来源：[1]国家体育总局.国民体质测定标准手册（成年人部分）[M].北京：人民体育出版社,2003.[2]国家体育总局.国民体质测定标准手册（老年人部分）[M].北京：人民体育出版社,2003.）

二、台阶试验

　　台阶试验指数是反映人体心血管系统功能状况的重要指数。指数值越大,反映心血管系统的机能水平越高,反之亦然。该指标的测试适用于 20～59 岁戒毒人员的各个年龄组,可以反映戒毒人员心血管系统机能水平。

（一）受试者筛查

台阶试验适用于身体基本健康的青少年、成年人和有运动习惯的中老年人。受试者进行台阶试验的先决条件是体能活动适应能力调查问卷（physical activity reading questionnaire，RAR-Q）答案全部为"否"，如果其中任意答案为"是"，则需要医生的进一步检查和诊断。临床医学检查排除心血管系统、呼吸系统等慢性病。问卷内容如下：

1. 医生是否告诉过你，根据你的心脏情况，只能参加医生推荐给你的体力活动？

　□ 是　　　　　　□ 否

2. 当进行体力活动时，你是否感到过胸部疼痛？

　□ 是　　　　　　□ 否

3. 在过去的一个月中，不进行体力活动时，你有没有感到过胸部疼痛？

　□ 是　　　　　　□ 否

4. 你有没有过因头晕而失去平衡或曾失去知觉？

　□ 是　　　　　　□ 否

5. 你有没有因体力活动改变而使骨和关节方面的症状加重的问题？

　□ 是　　　　　　□ 否

6. 医生有没有因为心脏或血压问题给你开了药？

　□ 是　　　　　　□ 否

7. 你是否知道有其他原因使你不能参加体力活动？

　□ 是　　　　　　□ 否

(二)测试方法

1. 台阶人工测试方法

测试工具:使用台阶(男子台高 30 厘米,女子台高 25 厘米)、秒表和节拍器(频率为 120 次/分)。

测试时,受试者直立站在台阶前方,按照节拍器发出的提示声做上下台阶运动。当节拍器发出第一声时,一只脚踏上台阶;第二声时,另一只脚踏上台阶,双腿伸直;第三声时,先踏上台阶的脚下台阶;第四声时,另一只脚下台阶(图 2-4)。连续重复 3 分钟后,受试者立刻静坐在椅子上,记录运动停止后 1～1.5 分钟、2～2.5 分钟、3～3.5 分钟的共 3 次脉搏数。

如果受试者 3 次不能按照节拍器发出的节奏完成上下台阶或不能坚持运动,应立即停止运动,记录运动持续时间,并以同样方法记录 3 次脉搏数。

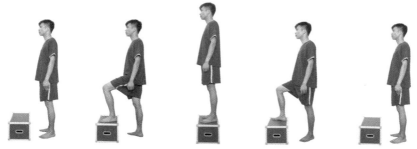

图 2-4　台阶人工测试方法

在测试过程中,如果受试者不能坚持运动或连续 3 次不能按规定频率上下台阶,测试人员应立即让受试者停止运动,进入脉搏测试程序。

然后,按下列公式计算台阶指数:

$$台阶指数 = \frac{运动持续时间(秒)}{2 \times (3\ 次测量脉搏之和)} \times 100$$

2. 台阶试验评定指数测试仪测试方法

使用台阶试验评定指数测试仪(图 2-5)测试时,要求受试者自然站立在台阶前方,测试开始前可做轻微的准备活动,主要是活动下肢。测试人员按照外设上的编号一一对应的夹上指脉夹。打开主机与外设后,两部分自动握手成功进入测试界面,通过键盘或 IC 卡等方式输入受试者编号。

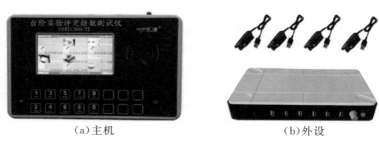

（a）主机　　　　　　　　　　　　　　　（b）外设

图 2-5　台阶试验评定指数测试仪

目测受试者按照上述动作要领准备好后,按"开始"键,使台阶试验评定指数测试仪进入工作状态。在台阶试验评定指数测试仪的蜂鸣器发出 3 声预备音后,受试者按照 2 秒钟上下一次台阶的音乐节奏(按照蜂鸣器发出的提示音)开始进行上下台阶运动。当蜂鸣器发出第一声响时,一只脚踏上台阶;第二声响时,另一只脚踏上台阶,双腿伸直,呈站立姿势;第三声响时,先踏上台阶的脚下台阶;第四声响时,另一只脚下台阶。上下踏台的持续时间为 3 分钟。上下台阶姿势如图 2-4 所示。

当蜂鸣器发出一声长鸣后,受试者结束上下台阶运动,立刻静坐，前臂前伸，掌心向上，手指自然分开，呈弯曲状。测试人员随后将指脉夹夹在受试者中指或食指的远节指骨，将传感器紧贴于指腹。台阶试验评定指数测试仪开始测量运动后 3 次脉搏。当仪器发出结束提示音后，表明测试结束。测试人员按"功能"键，依次记录运动时间、运动后第 1 分钟末、第 2 分钟末、第 3 分钟末 30 秒共 3 次脉搏数（图 2-6）。

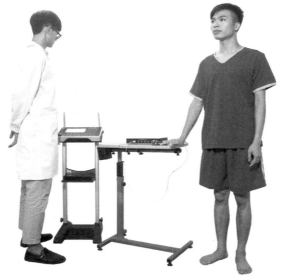

图 2-6　台阶试验评定指数测试仪测试示意图

测试结束后成绩显示在主机屏幕上，语音提示测试结果，测试完毕。在测试过程中，如果受试者不能坚持运动或连续 3 次不能按规定频率上下台阶，测试人员应立即让受试者停止运动，同时按下相应的"功能"键，并为受试者夹上指脉夹，使台阶试验评定指数测试仪进入脉搏测试程序。

台阶试验评定指数测试仪在正常状态下，无须任何设置，开机与主机握手后便可测试。外设设置：按外设开机键开机，再长按设置键至提示音响起，待响声停止后，操作主机进行设置，设置完成后主机提示设置成功，将外设关机重启，连接好后即可进行测试。

（三）测试常见错误

（1）受试者上下台阶时不是全脚踩踏台阶，而是前脚掌（图 2-7），应予以纠正，并重新测试。

（2）受试者在每次登上台阶时，腿没有伸直，膝关节弯曲（图 2-8），应予以纠正，并重新进行测试。

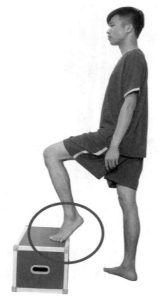
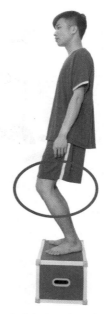

图 2-7　受试者上下台阶常见错误 I　　**图 2-8　受试者上下台阶常见错误 II**

（四）测试注意事项

（1）有心血管疾病疾患的戒毒人员，不得进行此项测试。

（2）测试仪的设置应在测试前进行，在测试过程中，改变设置将会影响设置前的测试数据。

（3）受试者必须严格按照提示音的节奏完成上下台阶运动。

（4）台阶试验评定指数测试仪配件指脉夹里面装有敏感元件，请使用者轻拿轻放，不要摔碰。

（5）测试人员在用仪器测量脉搏时，应经常用手指触压桡动脉搏动，应与试验仪进行对比，如果 10 次脉搏相差超过 2 次，可视为仪器不准，应及时改用人工方法测量脉搏。

（6）脉搏测试时，要求受试者静坐，将手指平放在桌子上，手指尽可能与心脏同高，受试者站立、手指振动可能会影响测试结果。

（7）设置机器编号时，注意在一个测试网络中，不容许任何两台机器的编号相同。

（8）尽可能使台阶试验评定指数测试仪远离其他无线传输产品，以免受到无线干扰。

（9）台阶试验评定指数测试仪不具备防水功能，请务必保持干燥。

（10）当仪器发出蓄电池电量过低报警时，请尽快对其充电，否则有可能损坏电池。

（五）测试仪器常见故障和处理方法

台阶试验评定指数测试仪常见故障和处理方法详见表 2-3。

表 2-3   台阶试验评定指数测试仪常见故障和处理方法

故障现象	故障原因	处理方法
外设无法开机	电池电压过低	对电池充电
夹好手指后，集线器的指示灯不闪烁	（1）检查指脉夹和集线器的连线 （2）手指没有夹好或姿势不对	（1）检查指脉夹和集线器之间的连线 （2）重新夹好，纠正姿势

（六）评分标准

戒毒人员 20～59 岁年龄组台阶指数评分标准详见表 2-4。

表 2-4   20～59 岁成年人台阶指数评分标准

年龄	性别	1 分	2 分	3 分	4 分	5 分
20～24 岁	男	42.1～46.1	46.2～52.0	52.1～58.0	58.1～67.6	＞67.6
20～24 岁	女	40.9～46.1	46.2～52.2	52.3～58.0	58.1～67.1	＞67.1
25～29 岁	男	42.1～46.1	46.2～51.9	52.0～58.3	58.4～68.1	＞68.1
25～29 岁	女	40.7～46.8	46.9～53.2	53.3～59.1	59.2～68.6	＞68.6
30～34 岁	男	41.4～46.1	46.2～52.2	52.3～58.3	58.4～68.1	＞68.1
30～34 岁	女	39.5～47.0	47.1～53.7	53.8～59.9	60.0～69.1	＞69.1

续表

年龄	性别	1 分	2 分	3 分	4 分	5 分
35～39 岁	男	41.3～46.1	46.2～52.2	52.3～58.7	58.8～68.1	＞68.1
35～39 岁	女	37.0～46.8	46.9～53.8	53.9～60.3	60.4～69.7	＞69.7
40～44 岁	男	37.8～46.5	46.6～53.5	53.6～59.9	60.0～70.2	＞70.2
40～44 岁	女	31.5～46.8	46.9～54.8	54.9～61.5	61.6～71.3	＞71.3
45～49 岁	男	35.5～46.3	46.4～53.5	53.6～60.3	60.4～70.2	＞70.2
45～49 岁	女	30.0～45.6	45.7～54.4	54.5～61.5	61.6～71.3	＞71.3
50～54 岁	男	31.5～45.8	45.9～53.5	53.6～59.9	60.0～69.7	＞69.7
50～54 岁	女	27.9～43.8	43.9～54.1	54.2～61.5	61.6～71.3	＞71.3
55～59 岁	男	29.9～44.7	44.8～53.2	53.3～59.9	60.0～69.7	＞69.7
55～59 岁	女	27.3～39.8	39.9～52.8	52.9～60.3	60.4～70.2	＞70.2

（标准来源：国家体育总局．国民体质测定标准手册（成年人部分）［M］．北京：人民体育出版社，2003．）

三、安静脉搏（心率）

　　脉搏（pulse）为人体表可触摸到的动脉搏动，当大量血液进入动脉将使动脉压力变大而使管径扩张，在体表较浅处动脉即可感受到动脉管壁波动，即所谓的脉搏。正常人的脉搏和心跳是一致的，安静状态下成人正常脉搏为每分钟 60～100 次，平均为 75 次。安静状态下的脉搏测试可以反映戒毒人员心血管系统机能水平和身体机能状况，该指标的测试适用于 20～69 岁戒毒人员的各个年龄组。

（一）测试方法

使用秒表和医用听诊器进行测试，测试时受试者静坐，右前臂平放在桌面上，掌心向上。测试人员坐在右侧，以食指、中指、无名指三指轻压在受试者的桡动脉上，以 10 秒钟为单位，连续记录每 10 秒钟的脉搏。如果连续 10 秒钟的脉搏频率相同，则以这个数值乘以 6，即可得出受试者每分钟的脉搏频率。如果受试者相邻两个 10 秒钟的脉搏频率只相差一次，而且连续测时每两个 10 秒钟的情况相同，即可以用相邻两个 10 秒钟的脉搏相加再乘以 3，也可求出安静时每分钟的脉搏频率。安静时每分钟的脉搏频率也可以用听诊器听心音的方法来测量心跳频率得出。受试者取平卧位，将听诊器的听诊头放置在心前区（左锁骨中线与第五肋间隙交界处）听心脏搏动，记录次数。

测量脉搏前应先确定受试者为安静状态（即以 10 秒钟为单位，连续测量 3 次 10 秒钟的脉搏，若其中两次测量值相同并与另一次相差不超过 1 次时，即可认为受试者处于相对安静状态；否则应适当休息，直至符合要求）。

心率的测量要求和记录方法同脉搏。

（二）测试注意事项

（1）测试前 1～2 小时内，受试者不要进行剧烈的身体活动。

（2）测试前，要静坐 10 分钟以上才能进行测试。

（3）不可用拇指诊脉，防止受试者拇指小动脉搏动与受试者脉搏相混淆。

（4）脉搏细弱数不清时，可听心音 1 分钟并计数。

四、血压

　　血管内血液对血管壁的侧压力，这个压力就是血压。由于血管分动脉、静脉和毛细血管，所以血压有动脉血压、静脉血压和毛细血管压，通常我们所说的血压是指动脉血压。测定人体动脉血压最常用的方法是间接测量法，使用血压计的压脉搏带在动脉外加压，根据血管音的变化来测量动脉血压。正常的血压是血液循环流动的前提，血压在多种因素调节下保持正常，从而提供各组织器官以足够的血量，以维持正常的新陈代谢。血压的变化可以反映出人体血液循环机能变化，正常血压：90 毫米汞柱[①] ＜收缩压＜140 毫米汞柱、60 毫米汞柱＜舒张压＜90 毫米汞柱；正常人安静时理想血压：收缩压＜120 毫米汞柱、舒张压＜80 毫米汞柱。血压过低、过高（低血压、高血压）都会危害人体健康。

　　因此，血压常作为评定戒毒人员血液循环机能的指标之一。该指标的测试适用于 20～69 岁戒毒人员的各个年龄组。

（一）测试方法

　　使用立柱式水银血压计（图 2-9）、医用听诊器（图 2-10）进行测试。测试时要求受试者静坐，右臂自然前伸，平放在桌面，掌心向上。

---

　　① 血压用计量单位应为国际单位千帕（kPa），但由于使用习惯，本书仍沿用毫米汞柱（mmHg）计量单位，1kPa＝7.501mmHg。

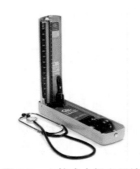 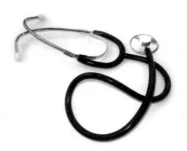

图 2-9 立柱式水银血压计 图 2-10 医用听诊器

血压计"0"位与受试者心脏和右臂袖带应处于同一水平。测试人员捆扎袖带时，应平整、松紧适度，受测者肘窝部要充分暴露。摸准肱动脉的位置，将听诊器听诊头放置其上，使听诊头与皮肤密切接触，但不能用力紧压或塞在袖带下。然后打气入带，使水银柱急速上升，直到听不到肱动脉搏动声时，再升高20～30毫米汞柱。随后缓缓放气，当听到第一个脉跳声时，水银柱高度值即为收缩压。继续放气，脉跳声经过一系列变化，脉跳声消逝瞬间的水银柱高度值为舒张压。血压测试力求一次听准，否则重新测量。分别记录收缩压、舒张压，以毫米汞柱为单位。

水银血压计的测量比较准确，但是操作起来会有一些麻烦。也可以使用电子血压计进行测试，电子血压计操作起来简单，但是数据不是特别准确。

（二）测试常见错误

（1）进行血压测试时，上衣袖口不应紧压上臂（图 2-11），应予以纠正，并重新测试。

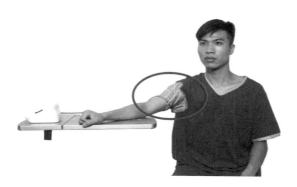

图 2-11　血压测试常见错误 I

　　(2)进行血压测试时,若袖带下缘紧贴肘窝处(图 2-12),应立即
予以纠正,并重新测试。

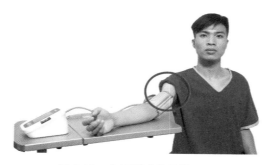

图 2-12　血压测试常见错误 II

(三)测试注意事项

　　(1)测试前 1~2 小时内,受试者不要进行剧烈的身体活动。
　　(2)测试前,受试者要静坐 10 分钟以上,情绪稳定后才能进行
测试。

（3）血压重测者，必须再休息 10～15 分钟，方能重新进行测试。

（4）对血压持续超出正常范围者，要及时请现场医务人员观察其情况。

（四）参考标准

戒毒人员各年龄组血压标准可参照表 2-5。

表 2-5 中国人平均正常血压参考值

单位：毫米汞柱

年龄	收缩压（男）	舒张压（男）	收缩压（女）	舒张压（女）
16～20 岁	115	73	110	70
21～25 岁	115	73	110	71
26～30 岁	115	75	112	73
31～35 岁	117	76	114	74
36～40 岁	120	80	116	77
41～45 岁	124	81	122	78
46～50 岁	128	82	128	79
51～55 岁	134	84	134	80
56～60 岁	137	84	139	82
61～65 岁	148	86	145	83

（注：以上统计为 1998 年完成的，如今中国人的平均血压有所增加）

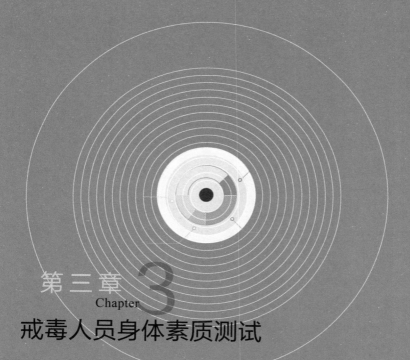

第三章
Chapter 3
戒毒人员身体素质测试

身体素质一般是指人体在活动中所表现出来的力量、速度、耐力、灵敏、柔韧等机能，是每个人体质强弱的外在表现。戒毒人员身体素质常用测试指标包括握力、俯卧撑（男）、1分钟仰卧起坐（女）、纵跳、坐位体前屈、选择反应时、闭眼单脚站立。这些测试指标可以有效地评价戒毒人员的身体素质水平。一个人身体素质的好坏与遗传有关，但与后天的营养、生活习惯、药物滥用和体育锻炼的关系更为密切。戒毒人员可以通过毒品戒断和正确的运动康复锻炼方法，多方面提高身体素质水平。

一、握力

握力主要是测试受试者前臂和手部肌肉力量，是反映戒毒人员上肢力量的发展水平的一种指标。在体质测试中，它常以握力体重指数的形式体现，即把握力的大小与被测人的体重相联系，以获得最科学的体质评估。该指标的测试适用于20～69岁戒毒人员的各个年龄组。

（一）测试方法

使用握力测试仪（图 3-1）测试前，根据受试者手的大小，可旋转调节旋钮调节拉环高度至适宜握距，然后用力手持握力计。长按触摸屏上的 M 键，开启外设的电源开关，仪器显示"0"，即可进入测试状态。

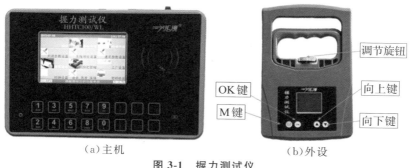

（a）主机　　　　　　　　（b）外设

图 3-1　握力测试仪

开始测试时，身体直立，两脚自然分开（同肩宽），两臂自然下垂。受试者用最大力紧握上下两个握柄，此时液晶显示屏上的数据开始刷新显示，直至不再有新的测量峰值出现为止，即可读取测量数据（图 3-2）。记录以千克为单位，保留小数点后一位。按 OK 键确认测试结果同时清零，可进行下一个测试。

本款仪器可单独使用，也可以无线连接主机，通过主机控制来进行测试。开机后触摸屏上的 M 键进入功能菜单，可进行音量调节、设置无线及零点标定。

音量调节：进入功能菜单，按 OK 键确认，按向上或向下键可调高或降低音量，调节至适合的音量后再按 OK 键确认，再按向下键至开始测试设置项，按 OK 键退出设置至测试界面。

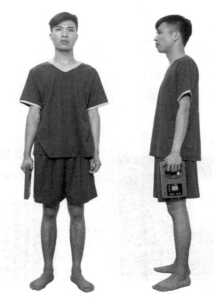

图 3-2　握力测试的正确姿势

无线设定：此选项连接主机时需设定，进入功能菜单，按向下键至无线设置项，按 OK 键进入设置界面，在主机上操作设置成功后自动退出至测试界面。

零点标定：此项是进行仪器的校准操作，不建议客户操作，否则会造成仪器测试结果不准。

（二）测试常见错误

测试用力时，摆臂、下蹲或将握力计接触到身体（图 3-3），应予以纠正，并重新进行测试。

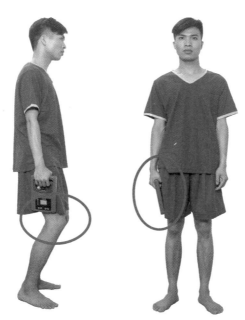

图 3-3　常见握力测试的错误姿势

（三）测试注意事项

（1）如果受试者分不出有力手，双手各测试 2 次。测试时，受试者不能中途换手或突然减力后再加力，一旦减力后，测试完成。

（2）每次测试前，须按 OK 键清空回零。在清零时不可施加任何握力，否则测量数据将会不准。

（3）当显示器显示不为"0"时，按下 OK 键即可清除当前测量数据，准备下一次握力测试。

（4）尽可能使本测试仪远离其他无线传输产品，以免受到无线干扰。

（5）设置机器编号时，注意在一个测试网络中，不容许任何两台机器的编号相同。

（6）本测试仪不具备防水功能，请务必保持干燥。

（7）为节省电量，使用完成后请长按 M 键关机。

（8）当仪器发出蓄电池电量过低报警时，请尽快对其充电，否则有可能损坏电池。

（四）测试仪器常见故障和处理方法

握力测试仪常见故障和处理方法详见表 3-1。

表 3-1　握力测试仪常见故障和处理方法

故障现象	故障原因	处理方法
液晶屏无显示，操作不起作用	电池电压过低	对电池充电
液晶屏有显示，测试无反应	拉环锁死	调整调节旋钮至合适位置
测试不准确	人为更改标定值	重新标定
单机不能使用	被主机锁死	将连接的主机退出

（五）评分标准

戒毒人员各年龄组握力评分标准详见表 3-2。

表 3-2　20～69 岁成年人握力评分标准　　　　　　单位：千克

年龄	性别	1分	2分	3分	4分	5分
20～24 岁	男	29.6～36.9	37.0～43.5	43.6～49.2	49.3～56.3	＞56.3
20～24 岁	女	18.6～21.1	21.2～25.7	25.8～29.8	29.9～35.0	＞35.0

续表

年龄	性别	1分	2分	3分	4分	5分
25～29 岁	男	32.6～38.3	38.4～44.8	44.9～50.4	50.5～57.6	>57.6
25～29 岁	女	19.2～21.7	21.8～26.1	26.2～30.1	30.2～35.3	>35.3
30～34 岁	男	32.2～38.0	38.1～44.9	45.0～50.6	50.7～57.6	>57.6
30～34 岁	女	19.8～22.3	22.4～26.9	27.0～30.9	31.0～36.1	>36.1
35～39 岁	男	31.3～37.2	37.3～44.4	44.5～50.2	50.3～57.7	>57.7
35～39 岁	女	19.6～22.3	22.4～27.0	27.1～31.2	31.3～36.4	>36.4
40～44 岁	男	30.0～36.4	36.5～43.4	43.5～49.5	49.6～56.7	>56.7
40～44 岁	女	19.1～22.0	22.1～26.9	27.0～31.0	31.1～36.5	>36.5
45～49 岁	男	29.2～35.4	35.5～42.4	42.5～48.5	48.6～55.4	>55.4
45～49 岁	女	18.1～21.2	21.3～26.0	26.1～30.3	30.4～35.7	>35.7
50～54 岁	男	27.2～32.7	32.8～40.3	40.4～46.3	46.4～53.2	>53.2
50～54 岁	女	17.1～20.1	20.2～24.8	24.9～28.9	29.0～34.2	>34.2
55～59 岁	男	25.9～31.4	31.5～38.5	38.6～43.9	44.0～50.7	>50.7
55～59 岁	女	16.3～19.2	19.3～23.5	23.6～27.6	27.7～32.7	>32.7
60～64 岁	男	21.5～26.9	27.0～34.4	34.5～40.4	40.5～47.5	>47.5
60～64 岁	女	14.9～17.1	17.2～21.4	21.5～25.5	25.6～30.4	>30.4
65～69 岁	男	21.0～24.9	25.0～32.0	32.1～38.1	38.2～44.8	>44.8
65～69 岁	女	13.8～16.2	16.3～20.3	20.4～24.3	24.4～29.7	>29.7

（标准来源：[1]国家体育总局．国民体质测定标准手册（成年人部分）[M]．北京：人民体育出版社，2003．[2]国家体育总局．国民体质测定标准手册（老年人部分）[M]．北京：人民体育出版社，2003．）

二、俯卧撑（男）

俯卧撑测试主要是测试人体上肢、肩背部肌肉力量及持续工作能力，该指标的测试适用于 20～39 岁男性戒毒人员的年龄组。

（一）测试方法

1. 人工测试方法

测试时，受试者双手撑地，手指向前，双手间距与肩同宽，身体挺直，屈臂使身体平直下降至肩与肘处于同一水平面，然后将身体平直撑起，恢复到开始姿势为完成 1 次（图 3-4）。受试者需连续不断重复此动作，当受试者动作不能持续时，测试人员记录已完成的次数，以"次"为单位。

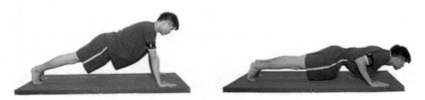

图 3-4　俯卧撑的正确姿势

2. 俯卧撑测试仪测试方法

使用俯卧撑测试仪时（图 3-5），将主机与外设开机，握手成功后，外设上显示握手成功，等待主机指令，主机上显示找到 n 号外设（n 为外设编号）。所有外设都握手成功后，主机提示输入受试者编号；通过主机按键、IC 卡或扫描枪等输入一个或多个受试者编号（受配备几个外设而定）。

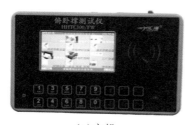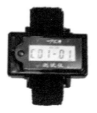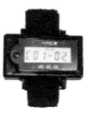

（a）主机　　　　　　　　　　　　　　　（b）外设

图 3-5　俯卧撑测试仪

　　将带有标签的松紧臂带放在受试者的上臂部并用魔术贴粘牢，有字的标签面朝向身体的外侧，充电口方向双臂垂下时向下。按照主机输入编号的顺序佩戴标签，即在主机上输入第一个受试者编号佩戴"1"号测试器，第二个受试者编号佩戴"2"号测试器，以此类推。

　　主机检测到受试者动作要领准备好后，触摸开始测试，主机发出"开始测试"提示音后，开始做俯卧撑（图 3-6）。动作应规范，受试者双手撑地，手指向前，双手间距与肩同宽，身体挺直，屈臂使身体平直下降至肩与肘处于同一水平面，然后将身体平直撑起，恢复至开始姿势为完成 1 次。如果身体未保持平直或身体未降至肩与手肘处于同一水平面，该次不计数。

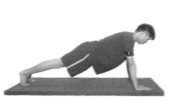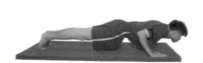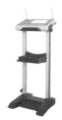

图 3-6　俯卧撑测试仪测试状态

　　受试者的测试成绩在屏幕上同步显示,限时结束时计时停止,测试成绩显示在屏幕上,语音提示测试结果,确认测试结果后主机把测试结果通过无线网络传送到计算机,同时主机进下一组测试界面,输入编号可进行测试。测试结束后,长按主机后部的电源按键,关闭主机电源。轻按外设面板上的电源按钮 2 秒钟,关闭外设电源。

　　在正常状态下,无须进行任何设置,开机与主机握手后便可进行测试。如需对外设进行设置,可先打开主机进入无线地址设置界面,外设开机后连续按开机键至屏幕出现"C00 - 00"并闪动,进入设置状态,操作主机设置成功后主机提示设置成功,标签上显示"C 主机号 - 外设号"。

(二)测试常见错误

　　(1)俯卧撑时,双手间距大于或小于肩部宽度(图 3-7)。

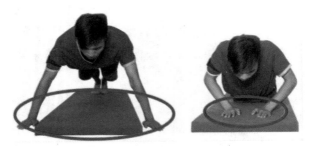

图 3-7　俯卧撑常见错误姿势 Ⅰ

　　(2)俯卧撑时,身体弯曲,头部上仰或低头(图 3-8)。

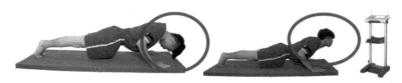

图 3-8 俯卧撑常见错误姿势 Ⅱ

（三）测试注意事项

（1）受试者动作应规范，否则机器不予计数。

（2）仪器佩戴时应注意方向，充电口方向指向地面。

（3）测试仪的设置应在测试前进行，在测试过程中，改变设置将会影响设置前的测试数据。

（4）尽可能使本测试仪远离其他无线产品，以免受到无线信号干扰。

（5）设置机器编号时，注意在一个测试网络中，不容许任何两台机器的编号相同。

（6）仪器需注意防潮、防水、防暴晒，不得用有机溶液清洗机器的表面。

（7）本系统不具备防水功能，请务必保持干燥。

（8）为节省电量，使用完成后请长按 M 键关机。

（9）当仪器发出蓄电池电量过低报警时，请尽快对其充电，否则有可能损坏电池。

（四）测试仪器常见故障和处理方法

俯卧撑测试仪常见故障和处理方法详见表 3-3。

表 3-3　俯卧撑测试仪常见故障和处理方法

故障现象	故障原因	处理方法
外设无法开机	电源电压过低	对电源充电
测试不计数	动作不标准,标签佩戴方向不正确	动作规范,按正确方向佩戴标签
数据不能传输	(1)设置的采集串口不正确 (2)设置的机器编号不正确	(1)查看所设置的串口与所连接的串口是否一致 (2)是否本机的机器编号与其他机器相同

(五)评分标准

男性戒毒人员 20～39 岁年龄组俯卧撑评分标准详见表 3-4。

表 3-4　20～39 岁成年人俯卧撑评分表　　　　　单位:次

年龄	性别	1 分	2 分	3 分	4 分	5 分
20～24 岁	男	7～12	13～19	20～27	28～40	＞40
25～29 岁	男	5～10	11～17	18～24	25～35	＞35
30～34 岁	男	4～10	11～15	16～22	23～30	＞30
35～39 岁	男	3～6	7～11	12～19	20～27	＞27

(标准来源:国家体育总局 . 国民体质测定标准手册(成年人部分)[M]. 北京:人民体育出版社,2003.)

三、1 分钟仰卧起坐(女)

1 分钟仰卧起坐是反映戒毒人员腰腹部肌肉耐力水平的常用指标,其成绩与戒毒人员参加体育锻炼程度及身体机能状况有关。该指标的测试适用于 20～39 岁女性戒毒人员的年龄组。

（一）测试方法

1. 人工测试方法

1 分钟仰卧起坐采用软垫、秒表进行测试，测试应在平坦、整洁的场地进行，地质不限。测试时，受试者仰卧于软垫上，两腿稍分开，屈膝呈 90°，两手放于耳侧。同伴按压其踝关节，以固定下肢（图 3-9）。

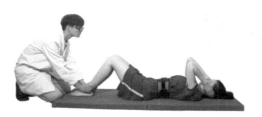

图 3-9　仰卧起坐正确姿势（卧）

测试人员发出"开始"口令的同时开表计时，记录 1 分钟内受试者完成的次数。受试者坐起时，两肘触及或超过双膝为完成一次（图 3-10）。1 分钟到时，受试者虽已坐起但肘关节未触及双膝者不计该次数。记录受试者 1 分钟完成的次数，精确到个位。

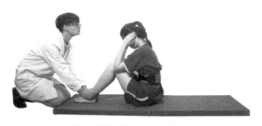

图 3-10　仰卧起坐正确姿势（仰）

2. 仰卧起坐测试仪测试方法

使用仰卧起坐测试仪（图 3-11）测试时，将主机与外设开机，握手成功后外设上显示握手成功，等待主机指令，主机上显示找到 n 号外设（n 为外设编号）。所有外设都握手成功后，主机提示输入受试者编号。通过主机按键、IC 卡或扫描枪等输入一个或多个受试者编号（受配备几个外设而定）。

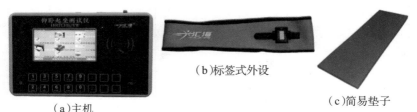

（b）标签式外设

（c）简易垫子

（a）主机

图 3-11　仰卧起坐测试仪

受试者需要按照主机输入编号的顺序佩戴测试器（注意充电口朝下），即在主机上输入第一个受试者编号佩戴"1"号测试器，第二个受试者编号佩戴"2"号测试器，以此类推，另一同伴压住受试者踝关节（带钩脚铁床则不必压住踝关节），以便固定下肢。主机检测到受试者全部躺平，准备好后，触摸开始测试，主机发出"开始测试"提示音后，开始仰卧起坐。动作应规范，受试者仰卧于软垫上，两腿稍分开，屈膝呈 90°，两手放于耳侧。坐起时上身与坐垫应超过 90° 为有效，同伴按压其踝关节，以固定下肢（图 3-12）。

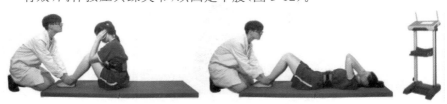

图 3-12　仰卧起坐测试仪测试状态

　　受试者的测试成绩在屏幕上同步显示,测试时间满 1 分钟时,计时停止。测试成绩显示在屏幕上,语音提示测试结果。确认测试结果后主机把测试结果通过无线网络传送到计算机,同时主机进下一组测试界面,输入戒毒人员编号可进行测试。测试结束后,长按主机后部的电源按键关机,轻按外设面板上的电源按钮 2 秒钟,关闭外设电源。

　　在正常状态下,无须进行任何设置,开机与主机握手后便可进行测试。如需对外设进行设置,可先打开主机进入无线地址设置界面,外设开机后连续按开机键至屏幕出现"C00－00"并闪动,进入设置状态,操作主机设置成功后主机提示设置成功,标签上显示"C 主机号－外设号"。

(二)测试常见错误

　　(1)受试者仰卧时,两肩胛没有触垫(图 3-13)。

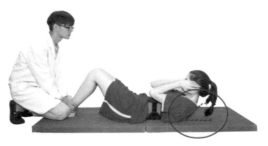

图 3-13　仰卧起坐常见错误姿势 Ⅰ

　　(2)受试者仰卧起坐时,双手抱头,膝关节屈曲角度大于 90°(图 3-14)。

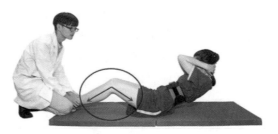

图 3-14　仰卧起坐常见错误姿势 Ⅱ

(3)受试者仰卧起坐时,双手抱头,膝关节屈曲角度小于 90°(图 3-15)。

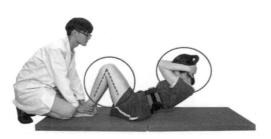

图 3-15　仰卧起坐常见错误姿势 Ⅲ

(三)测试注意事项

(1)测试前,受试者需做充分的准备活动。

(2)受试者双脚必须放于软垫上,并由同伴固定,禁止受试者穿鞋踩踏软垫。

(3)人工测试过程中,测试人员应向受试者报数。

(4)受试者动作应规范,否则机器不予计数。

(5)借用肘部撑垫或臀部上挺后下压的力量完成起坐时,该次不计数,立即纠正后继续测试。

(6)测试仪的设置应在测试前进行,在测试过程中,改变设置将会影响设置前的测试数据。

(7)尽可能使本测试仪远离其他无线产品,以免受到无线信号干扰。

(8)设置机器编号时,注意在一个测试网络中,不容许任何两台机器的编号相同。

(9)仪器需注意防潮、防水、防暴晒,不得用有机溶液清洗机器的表面。

(10)仰卧起坐测试仪系统不具备防水功能,请务必保持干燥。

(11)当仪器发出电量过低报警时,请尽快对其充电,否则有可能损坏电池。

(四)测试仪器常见故障和处理方法

仰卧起坐测试仪常见故障和处理方法详见表3-5。

表 3-5　仰卧起坐测试仪常见故障和处理方法

故障现象	故障原因	处理方法
外设无法开机	电源电压过低	对电源充电
测试不计数	动作不标准,标签佩戴方向不正确	动作规范,按正确方向佩戴标签
数据不能传输	(1)设置的采集串口不正确 (2)设置的机器编号不正确	(1)查看所设置的串口与所连接的串口是否一致 (2)是否本机的机器编号与其他机器相同

（五）评分标准

女性戒毒人员 20～39 岁年龄组仰卧起坐评分标准详见表 3-6。

表 3-6　20～39 岁 1 分钟仰卧起坐评分表　　　　　单位：次

年龄	性别	1 分	2 分	3 分	4 分	5 分
20～24 岁	女	1～5	6～15	16～25	26～36	＞36
25～29 岁	女	1～3	4～11	12～20	21～30	＞30
30～34 岁	女	1～3	4～10	11～19	20～28	＞28
35～39 岁	女	1～2	3～6	7～14	15～23	＞23

（标准来源：国家体育总局．国民体质测定标准手册（成年人部分）[M]．北京：人民体育出版社，2003．）

四、纵跳

纵跳是体育运动的基本动作之一，该动作是人体在中枢神经系统的控制下，依靠身体各环节的协调配合，发挥下肢肌肉最大爆发力，以达到最佳纵向起跳效果的技术动作。纵跳测试可以用于评估人体下肢爆发性力量，该指标的测试适用于 20～39 岁戒毒人员的年龄组。

（一）测试方法

1. 人工测试方法

受试者手指蘸取少许滑石粉，侧向墙壁站立，双足自然分开，身体呈直立姿势。近侧足应贴近墙根,远侧足置于离墙 20 厘米的白线外缘处。身体轻贴于墙壁,用中指尖在软黑板上点一指印。开始测试时受试者屈膝半蹲,双臂尽力后摆,然后向前上方快速摆臂,双腿同时发力,尽力垂直向上跳起上举手臂,达腾空最高点时用中指尖在软黑板上点一指印。上下两指印的垂直距离即为纵跳高度。测试 2 次,记录最大值。以厘米为单位,精确到小数点后一位。

2. 纵跳测试仪测试方法

使用以人体滞空时间计算高度式电子纵跳测试仪(图 3-16),主机与外设开机后,会自动进行握手,握手成功后,进入输入编号界面。用扫描枪、IC 卡等多种方式输入受试者编号。

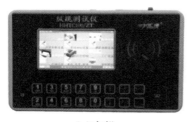 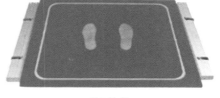

（a）主机 　　　　　　　　　（b）外设

图 3-16　高度式电子纵跳测试仪

受试者身着运动装,脚穿平底鞋踏上纵跳板,站立在测试垫的指示位置,双足自然分开,呈直立姿势,做好起跳准备。测试人员目测受试者按照上述动作要领准备好后,按"确认"键开始。当外设的绿灯亮后,受试者从原地屈膝半蹲,双臂尽力后摆,然后向前上方快速摆臂,双腿同时发力,尽力垂直向上跳起,不得出现垫步动作(图3-17)。

主机开始计时,受试者双脚落回测试垫后,测试成绩显示在屏幕上,语音提示测试结果。做两次测试,将两次测得的最大值存储在主机中,同时通过无线网络传送到计算机,测试完毕。测试结束后,关闭主机电源,切断外设电源。

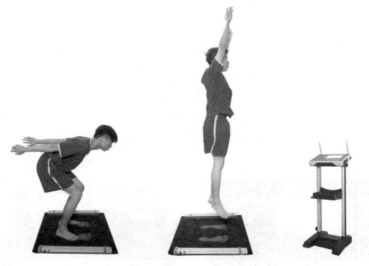

图 3-17　高度式电子纵跳测试仪测试状态

在正常状态下,无须进行任何设置,开机与主机握手后便可进行测试。如需对外设进行设置,可先打开主机进入无线地址设置界面,长按外设杆上的设置按键至发出声响,待响声停止后操作主机设置,设置完成后主机提示设置成功,外设断电重启后即可使用。

(二)测试常见错误

(1)落地前身体没有伸直,有意收腹屈膝,延长滞空时间(图 3-18)。

(2)受试者跳起后没有落回到纵跳板上(图 3-19)。

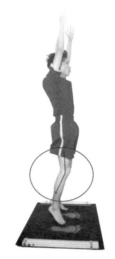 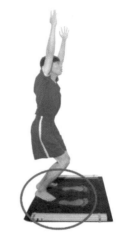

图 3-18　纵跳常见错误姿势 Ⅰ　　　　图 3-19　纵跳常见错误姿势 Ⅱ

（三）测试注意事项

（1）起跳时，双脚不能移动或出现垫步动作。

（2）落地时，要落回原地，禁止有意识地收腹屈膝。

（3）如果受试者没有落回到纵跳板上，则测试失败，应重新测试。

（4）每次测试前，应等待仪器自动清空回零或按"按键"清空回零。

（5）不得踏踩测试垫两边的测试杆。

（6）测试仪的设置应在测试前进行，在测试过程中，改变设置将会影响设置前的测试数据。

（7）尽可能使本测试仪远离其他无线产品，以免受到无线信号干扰。

（8）设置机器编号时，注意在一个测试网络中，不容许任何两台机器的编号相同。

（9）仪器需注意防潮、防水、防暴晒，不得用有机溶液清洗机器的表面。

（10）本系统不具备防水功能，请务必保持干燥。

（11）当仪器发出电量过低报警时，请尽快对其充电，否则有可能损坏电池。

（四）测试仪器常见故障和处理方法

电子纵跳测试仪常见故障和处理方法详见表 3-7。

表 3-7　电子纵跳测试仪常见故障和处理方法

故障现象	故障原因	处理方法
外设无法测试	连接线松脱	接好连接线并锁牢
数据不能传输	（1）设置的采集串口不正确 （2）设置的机器编号不正确	（1）查看所设置的串口与所连接的串口是否一致 （2）是否本机的机器编号与其他机器相同

（五）评分标准

戒毒人员 20～39 岁年龄组纵跳评分标准详见表 3-8。

表 3-8　20～39 岁成年人纵跳评分表　　　　　　　单位：厘米

年龄	性别	1 分	2 分	3 分	4 分	5 分
20～24 岁	男	19.9～24.8	24.9～32.3	32.4～38.4	38.5～45.8	＞45.8
20～24 岁	女	12.7～15.8	15.9～20.5	20.6～24.7	24.8～30.3	＞30.3
25～29 岁	男	19.6～23.9	24.0～31.3	31.4～36.8	36.9～43.6	＞43.6
25～29 岁	女	12.4～15.0	15.1～19.7	19.8～23.4	23.5～28.5	＞28.5

续表

年龄	性别	1分	2分	3分	4分	5分
30～34 岁	男	18.4～22.3	22.4～29.3	29.4～34.7	34.8～41.1	>41.1
30～34 岁	女	12.0～14.5	14.6～18.7	18.8～22.6	22.7～27.7	>27.7
35～39 岁	男	17.8～21.4	21.5～27.9	28.0～33.0	33.1～39.5	>39.5
35～39 岁	女	11.5～13.7	13.8～17.8	17.9～21.3	21.4～26.1	>26.1

（标准来源：国家体育总局．国民体质测定标准手册（成年人部分）[M]．北京：人民体育出版社，2003．）

五、坐位体前屈

坐位体前屈是指人体在相对静止状态下，躯干、髋、膝等关节可能达到的最大活动幅度，是有效地反映戒毒人员关节灵活性以及韧带和肌肉的伸展性与弹性的常用指标。该指标的测试适用于 20～69 岁戒毒人员的各个年龄组。

（一）测试方法

坐位体前屈测试采用坐位体前屈测试仪与软垫（图 3-20）进行测试，测试前应将坐位体前屈测试仪与软垫放置在平坦的地面上。开启外设的总电源开关开机，主机开机后与外设自动握手，握手成功后，进入测试界面，输入戒毒人员编号即可进行测试。

受试者脱鞋，上体垂直坐于坐垫上，两脚伸直，脚跟并拢，脚尖自然分开 10～15 厘米，脚跟蹬在支座部位上，用绑带绑住膝盖。测试时，受试者双手并拢，手臂伸直，掌心向下平伸，膝关节伸直，身体前屈，用双手中指指尖匀速推动游标平滑前行，直到不能再向前推动为止。测试成绩显示在外设屏幕上,同时传输到主机显示屏幕上(图 3-21)。

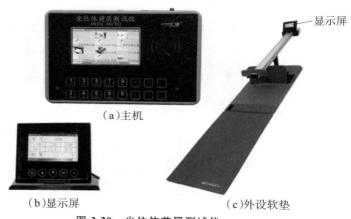

（a)主机

（b)显示屏 　　　　　　　（c)外设软垫

图 3-20　坐位体前屈测试仪

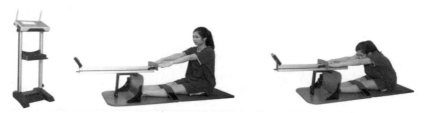

图 3-21　前屈的正确姿势与测试状态

所有受试者第一次测试结束后,测试主机会根据设置的测试次数提示进行下一次测试,受试者按照第一次测试的动作要领进行测试。所有受试者完成规定的测试次数后,测试主机自动计算出测试的最大值,并显示最终测试结果,同时将测试结果存储在主机中,并通过无线网络传送到计算机。测试结束后,触摸显示屏面板上的电源按钮 2 秒钟关机,再按电池盒上红色按键关闭电源。

在正常状态下，无需进行任何设置，开机与主机握手后便可进行测试。如需对外设进行设置，可按外设触摸屏上的 M 键进入"主操作界面"，该界面显示以下设置内容：主机号（不可调）；本机号（0～50 可设，目前仅 1～8 可用）；工作模式（自助、智能、联机三种模式可选）；音量（0～16，此项暂无用）；无线频道（即主机编号 0～9 可选）；背光（0～10 可选调节屏幕亮度）；电池电量（不可调）；连接状态（显示与主机连接状态）；屏保时间（0～30 分钟可选）；自动关机（0～90 分钟间隔 5 分钟可选）；软件版本号；调试功能（暂无用）；重新标定（暂无用）；设置次数（1～5 次可选）；上传数据（集中上传测试数据）；查看数据（查看已保存测试数据）；清空数据；修改时钟；恢复出厂设置。

以上内容如需更改设置，可按上、下键进行选择、翻页，按 OK 键可进入设置，设置成功后按 OK 键确认，进入设置菜单后请根据屏幕提示进行操作。

无线地址设置：连续按显示屏电源键 5 下即可进入设置状态，操作主机进行设置，设置成功后进入测试界面。

（二）测试常见错误

（1）受试者单手向前或双臂突然发力向前推动游标（图 3-22）。

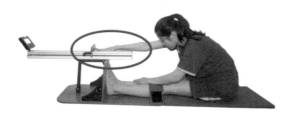

图 3-22　坐位体前屈常见错误姿势 Ⅰ

（2）身体前屈时，受试者足跟与挡板分离（图3-23）。

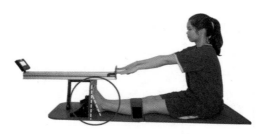

图3-23　坐位体前屈常见错误姿势Ⅱ

（3）身体前屈时，受试者膝关节弯曲（图3-24）。

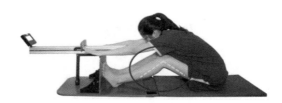

图3-24　坐位体前屈常见错误姿势Ⅲ

（三）测试注意事项

（1）测试前，受试者需做充分的准备活动。

（2）禁止受试者两腿弯曲，禁止手臂猛然发力。

（3）禁止受试者穿鞋进行测试或者踩踏坐垫。

（4）每次测试前，测试人员都要将游标推到导轨近端位置。

（5）测试人员要正确记录受试者测试数值前的"＋""－"号。

（6）如果受试者测试值小于"－20.0"厘米，按"－20.0"厘米记录。

（7）测试仪的设置应在测试前进行，在测试过程中，改变设置将会影响设置前的测试数据。

（8）在测试现场尽可能不使用无线传输类的产品，避免仪器受到干扰，影响性能。

（9）设置机器编号时，注意在一个测试网络中，不容许任何两台机器的编号相同。

（10）本测试仪不具备防水功能，请务必保持干燥。

（11）当仪器发出电量过低报警时，请尽快对其充电，否则有可能损坏电池。

（四）测试仪器常见故障和处理方法

坐位体前屈测试仪常见故障和处理方法详见表3-9。

表 3-9　坐位体前屈测试仪常见故障和处理方法

故障现象	故障原因	处理方法
液晶屏无显示，操作不起作用	电池电压过低，连接线松脱	对电池充电，接好连接线并锁牢
数据不能传输	（1）设置的采集串口不正确 （2）设置的机器编号不正确	（1）查看所设置的串口与所连接的串口是否一致 （2）是否本机的机器编号与其他机器相同

（五）评分标准

戒毒人员20～69岁各年龄组坐位体前屈评分标准详见表3-10。

表 3-10　　20～69 岁成年人坐位体前屈评分表　　　　　单位:厘米

年龄	性别	1分	2分	3分	4分	5分
20～24 岁	男	−3.5～1.7	1.8～8.9	9.0～14.1	14.2～20.1	＞20.1
20～24 岁	女	−2.1～2.8	2.9～9.4	9.5～14.3	14.4～20.2	＞20.2
25～29 岁	男	−5.5～0.9	1.0～7.8	7.9～13.4	13.5～19.7	＞19.7
25～29 岁	女	−3.5～1.9	2.0～8.2	8.3～13.9	14.0～19.7	＞19.7
30～34 岁	男	−7.0～−0.1	0.0～6.4	6.5～11.9	12.0～18.3	＞18.3
30～34 岁	女	−4.0～1.6	1.7～7.9	8.0～13.4	13.4～19.2	＞19.2
35～39 岁	男	−8.7～−2.4	−2.3～4.9	5.0～10.7	10.8～17.1	＞17.1
35～39 岁	女	−4.8～−0.9	1.0～7.3	7.4～12.9	13.0～18.9	＞18.9
40～44 岁	男	−9.4～−3.8	−3.7～3.9	4.0～9.9	10.0～16.2	＞16.2
40～44 岁	女	−5.9～0.1	0.2～6.5	6.6～11.9	12.0～17.9	＞17.9
45～49 岁	男	−10.0～−4.4	−4.3～3.2	3.3～9.1	9.2～15.9	＞15.9
45～49 岁	女	−6.3～−0.1	0.0～6.1	6.2～11.8	11.9～17.9	＞17.9
50～54 岁	男	−10.7～−5.6	−5.5～2.1	2.2～7.9	8.0～14.8	＞14.8
50～54 岁	女	−6.5～−0.6	0.5～5.9	6.0～11.4	11.5～17.9	＞17.9
55～59 岁	男	−11.2～−6.3	−6.2～1.7	1.8～7.2	7.3～13.8	＞13.8
55～59 岁	女	−6.6～−0.8	0.7～5.7	5.8～11.1	11.2～17.7	＞17.7
60～64 岁	男	−12.6～−7.8	−7.7～0.9	1.0～6.7	6.8～13.1	＞13.1
60～64 岁	女	−7.5～−2.0	−1.9～5.2	5.3～11.3	11.4～17.7	＞17.7
65～69 岁	男	−13.6～−9.4	−9.3～−1.6	−1.5～4.6	4.7～11.7	＞11.7
65～69 岁	女	−8.1～−3.1	−3.0～4.0	4.1～10.0	10.1～16.4	＞16.4

　　(标准来源:[1]国家体育总局.国民体质测定标准手册(成年人部分)[M].北京:人民体育出版社,2003.[2]国家体育总局.国民体质测定标准手册(老年人部分)[M].北京:人民体育出版社,2003.)

六、选择反应时

反应时是指从接受刺激到机体做出反应动作所需要的时间,也就是从刺激到反应之间的时距。选择反应时,亦称"复杂反应时",指的是测试时呈现两种或两种以上的刺激,要求被试对每一种刺激做出相应的不同反应所需要的时间。选择反应时指标可以反映戒毒人员神经与肌肉系统的协调性和快速反应能力。该指标测试适用于 20～69 岁戒毒人员的各个年龄组。

(一)测试方法

使用反应时测试仪时(图 3-25),为了保证测试的舒适性,应放置在平坦、干燥的地面上,用手扭紧 4 个固定手轮,安装完毕(图 3-26)。

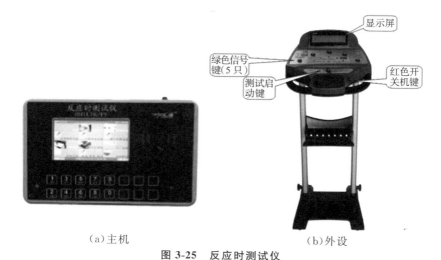

(a)主机　　　　　　　　　　(b)外设

图 3-25　反应时测试仪

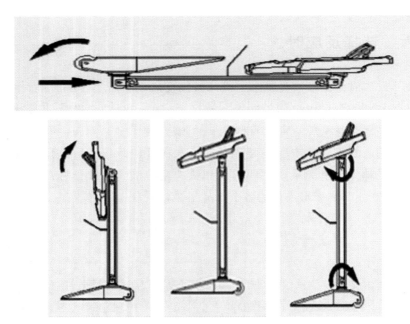

图 3-26　反应时测试仪安装示意图

　　打开主机与外设,自动握手成功进入测试界面,通过键盘或 IC
卡等方式输入受试者编号。测试时,受试者中指按住中间的"启动
键",等待信号发出。当上方 5 个信号键中的任何一个发出信号时
(声、光同时发出),以最快速度按下该键。信号消失后,中指再次按
住"启动键",等待下一个信号发出,共有 5 次信号。受试者完成第
五次信号应答后,所有信号键都会同时发出光和声,表示测试结束
(图 3-27)。测试两次,取最好成绩,记录以秒为单位,保留小数点后
两位,主机把测试结果通过无线网络传送到计算机,测试完毕。

　　在正常状态下,无须任何设置,开机与主机握手后便可测试。

　　外设设置:按外设开机键开机,再按长按红色设置键至提示音响起,待响声停止后,操作主机进行设置,设置完成后主机提示设置成功,将外设关机重启,连接好后即可进行测试。

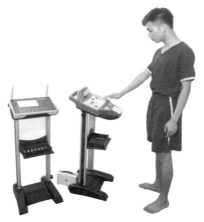

图 3-27　反应时测试仪测试状态

（二）测试常见错误

信号消失后,受试者将手放在空中,中指没有再次按住"启动键",应予以纠正,并重新测试（图3-28）。

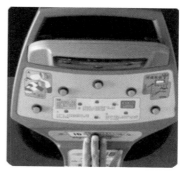

图 3-28　反应时测试常见错误

（三）测试注意事项

（1）测试时,受试者不得用力拍击信号键。

（2）受试者按住"启动键"一直要等到"信号键"发出信号后,才能松手,否则,测试无法正常进行。

（3）测试仪的设置应在测试前进行,在测试过程中改变设置,将会影响设置前的测试数据。

（4）尽可能使本测试仪远离其他无线传输产品,以免受到无线干扰。

（5）设置机器编号时,注意在一个测试网络中,不容许任何两台机器的编号相同。

（6）本测试仪不具备防水功能,请务必保持干燥。

（7）测试前应对机器充电,充电时先把随机配备的 15 伏充电器的直流输出插头插到测试仪的电源插座上,然后把充电器的交流插头插在 220 伏交流电源插座上,充电时间不应小于 10 小时。

（8）当仪器发出蓄电池电量过低报警时,请尽快对其充电,否则有可能损坏电池。

（9）如果长时间不用,最少 3 个月要对机器充电一次,以保证电池的正常使用。

（四）测试仪器常见故障和处理方法

反应时测试仪常见故障和处理方法详见表 3-11。

表 3-11　反应时测试仪常见故障和处理方法

故障现象	故障原因	处理方法
外设无法开机	电池电压过低	对电池充电
数据不能传输	（1）无线接收盒没有正常工作 （2）设置的采集串口不正确 （3）设置的机器编号不正确	（1）检查无线接收盒工作电源是否正常 （2）查看所设置的串口与所连接的串口是否一致 （3）是否本机的机器编号与其他机器相同

（五）评分标准

戒毒人员 20～69 岁各年龄组反应时评分标准详见表 3-12。

表 3-12　20～69 岁成年人选择反应时评分表　　　　　单位：秒

年龄	性别	1 分	2 分	3 分	4 分	5 分
20～24 岁	男	0.69～0.61	0.60～0.50	0.49～0.44	0.43～0.39	＜0.39
20～24 岁	女	0.79～0.66	0.65～0.53	0.52～0.46	0.45～0.40	＜0.40
25～29 岁	男	0.73～0.63	0.62～0.52	0.51～0.45	0.44～0.39	＜0.39
25～29 岁	女	0.82～0.69	0.68～0.56	0.55～0.48	0.47～0.42	＜0.42
30～34 岁	男	0.76～0.66	0.65～0.53	0.52～0.47	0.46～0.41	＜0.41
30～34 岁	女	0.86～0.71	0.70～0.58	0.57～0.50	0.49～0.43	＜0.43
35～39 岁	男	0.78～0.67	0.66～0.55	0.54～0.48	0.47～0.41	＜0.41
35～39 岁	女	0.86～0.74	0.73～0.59	0.58～0.51	0.50～0.44	＜0.44
40～44 岁	男	0.81～0.71	0.70～0.60	0.59～0.49	0.48～0.43	＜0.43
40～44 岁	女	0.90～0.76	0.75～0.62	0.61～0.52	0.51～0.44	＜0.44
45～49 岁	男	0.86～0.73	0.72～0.61	0.60～0.51	0.50～0.43	＜0.43
45～49 岁	女	0.94～0.81	0.80～0.65	0.64～0.54	0.53～0.45	＜0.45
50～54 岁	男	0.90～0.77	0.76～0.62	0.61～0.53	0.52～0.44	＜0.44
50～54 岁	女	0.96～0.85	0.84～0.67	0.66～0.56	0.55～0.46	＜0.46
55～59 岁	男	0.93～0.80	0.79～0.65	0.64～0.55	0.54～0.45	＜0.45
55～59 岁	女	0.97～0.88	0.87～0.69	0.68～0.58	0.57～0.48	＜0.48
60～64 岁	男	1.40～1.01	1.00～0.77	0.76～0.63	0.62～0.51	＜0.51
60～64 岁	女	1.46～1.14	1.13～0.84	0.83～0.67	0.66～0.55	＜0.55
65～69 岁	男	1.45～1.11	1.10～0.81	0.80～0.66	0.65～0.54	＜0.54
65～69 岁	女	1.63～1.22	1.21～0.89	0.88～0.69	0.68～0.57	＜0.57

（标准来源：[1]国家体育总局.国民体质测定标准手册（成年人部分）[M].北京：人民体育出版社,2003.[2]国家体育总局.国民体质测定标准手册（老年人部分）[M].北京：人民体育出版社,2003.）

七、闭眼单脚站立

闭眼单脚站立是通过测量人体在没有任何可视参照物的情况下，仅依靠大脑前庭器官的平衡感受器和全身肌肉的协调运动，来维持身体重心在单脚支撑面上的时间，以反映戒毒人员平衡能力的强弱。该指标的测试适用于 20～69 岁戒毒人员的各个年龄组。

（一）测试方法

1. 人工测试方法

使用秒表测试，测试时受试者自然站立，闭眼，当听到"开始"口令后，抬起任意一只脚，同时测试员开表计时（图 3-29）。当受试者支撑脚移动或抬起脚着地时，测试员停。测试两次，取最好成绩，记录以秒为单位，保留小数点后一位，小数点后第二位数按"非零进一"的原则进位，如 10.11秒记录为 10.2 秒。

2. 闭眼单脚站立测试仪测试方法

使用闭眼单脚站立测试仪（图 3-30）进行测试时，将测试垫在平坦干燥地面上展开，压平边角。将两条测试杆放在测试垫上指示位置（两杆出线端在一端，测试杆上有光电传感器槽的一面相对），分别用跳远

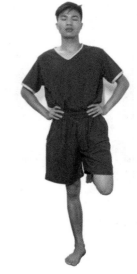

图 3-29　闭眼单脚站立的正确姿势

夹子将铝杆夹到垫子上,稍做调整,使左杆与右杆对正,用连接线连接好左、右杆。主机与外设开机后,会自动进行握手,握手成功后,进入输入编号界面。用扫描枪、IC 卡等多种方式输入受试者编号。

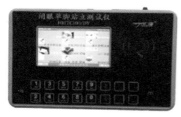

（a）主机

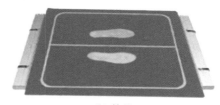

（b）外设

图 3-30　闭眼单脚站立测试仪

受试者脚穿平底鞋或光脚,站立在测试垫的指示位置,做好测试准备。测试时,测试人员目测受试者按照上述动作要领准备好后,按"确认"键开始。当外设的绿灯亮后,受试者从原地单脚离地,闭眼,主机开始计时。受试者双脚落回测试垫后,测试成绩显示在屏幕上,语音提示测试结果,测试完毕（图 3-31）。测试结束后,关闭主机电源,切断外设电源。

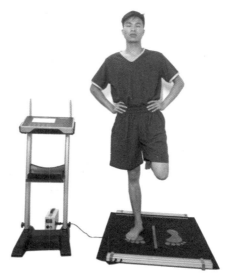

图 3-31　闭眼单脚站立测试仪测试状态

　　在正常状态下，无须进行任何设置，开机与主机握手后便可进行测试。如需对外设进行设置，可先打开主机进入无线地址设置界面，长按外设杆上的设置按键至发出声响，待响声停止后操作主机设置，设置完成后主机提示设置成功，外设断电重启后即可使用。

（二）测试常见错误

（1）测试时，抬起脚接触支撑脚（图 3-32）。

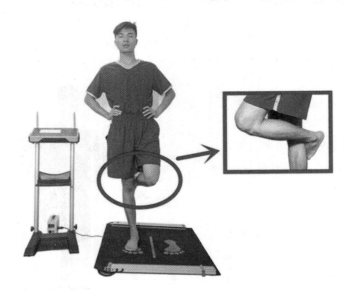

图 3-32　　闭眼单脚站立测试常见错误 Ⅰ

（2）测试过程中，受试者睁眼（图3-33）。

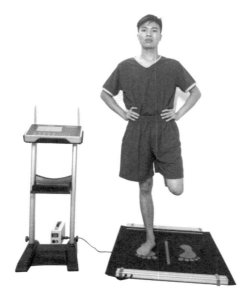

图3-33 闭眼单脚站立测试常见错误Ⅱ

（三）测试注意事项

（1）测试时，测试人员要注意保护受试者的安全。

（2）测试前，双脚要依次踏上测试台，站稳后，方可进行测试。

（3）每次测试前，应等待仪器自动清空回零或按"按键"清空回零。

（4）不得踏踩测试垫两边的测试杆。

（5）测试仪的设置应在测试前进行，在测试过程中改变设置，将会影响设置前的测试数据。

（6）尽可能使本测试仪远离其他无线产品，以免受到无线信号干扰。

(7)设置机器编号时,注意在一个测试网络中,不容许任何两台机器的编号相同。

(8)仪器需注意防潮防水防暴晒,不得使用有机溶液清洗机器的表面。

(9)本系统不具备防水功能,请务必保持干燥。

(10)当仪器发出蓄电池电量过低报警时,请尽快对其充电,否则有可能损坏电池。

(11)如果长时间不用,最少3个月要对机器充电一次,以保证电池的正常使用。

(四)测试仪器常见故障和处理方法

闭眼单脚站立测试仪常见故障和处理方法详见表3-13。

表3-13　闭眼单脚站立测试仪常见故障和处理方法

故障现象	故障原因	处理方法
外设无法测试	连接线松脱	接好连接线并锁牢
数据不能传输	(1)设置的采集串口不正确 (2)设置的机器编号不正确	(1)查看所设置的串口与所连接的串口是否一致 (2)是否本机的机器编号与其他机器相同

(五)评分标准

戒毒人员20～69岁各年龄组闭眼单脚站立评分标准详见表3-14。

表 3-14　20～69 岁成年人闭眼单脚站立评分表　　　单位：秒

年龄	性别	1 分	2 分	3 分	4 分	5 分
20～24 岁	男	3～5	6～17	18～41	42～98	＞98
20～24 岁	女	3～5	6～15	16～36	37～90	＞90
25～29 岁	男	3～5	6～14	15～35	36～85	＞85
25～29 岁	女	3～5	6～14	15～32	33～84	＞84
30～34 岁	男	3～4	5～12	13～29	30～74	＞74
30～34 岁	女	3～4	5～12	13～28	29～72	＞72
35～39 岁	男	3	4～11	12～27	28～69	＞69
35～39 岁	女	3	4～9	10～23	24～62	＞62
40～44 岁	男	3	4～9	10～21	22～54	＞54
40～44 岁	女	3	4～7	8～18	19～45	＞45
45～49 岁	男	3	4～8	9～19	20～48	＞48
45～49 岁	女	2	3～6	7～15	16～39	＞39
50～54 岁	男	3～4	5～7	8～16	17～39	＞39
50～54 岁	女	2	3～5	6～13	14～33	＞33
55～59 岁	男	2	3～6	7～13	14～33	＞33
55～59 岁	女	2	3～5	6～10	11～26	＞26
60～64 岁	男	1～3	4～6	7～14	15～48	＞48
60～64 岁	女	1～2	3～5	6～12	13～40	＞40
65～69 岁	男	1～2	3～5	6～12	13～40	＞40
65～69 岁	女	1～2	3～4	5～10	11～35	＞35

（标准来源：［1］国家体育总局．国民体质测定标准手册（成年人部分）［M］．北京：人民体育出版社，2003．［2］国家体育总局．国民体质测定标准手册（老年人部分）［M］．北京：人民体育出版社，2003．）

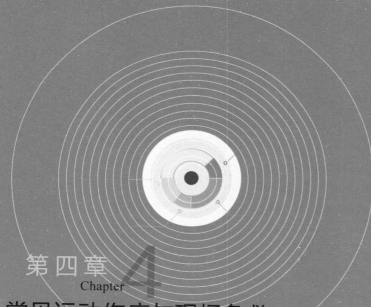

第四章 Chapter 4

常见运动伤病与现场急救

　　运动伤病是一个体育术语，是指人们从事体育造成的伤病。戒毒人员在进行运动康复锻炼或体质测试运动的过程中也可能会发生运动伤病。常见的运动伤病如踝关节韧带损伤、运动性肌肉痉挛、运动性腹痛、运动性晕厥、运动性贫血、运动性心律失常、运动性高血压、过度紧张等。戒毒民警与戒毒人员通过对常见运动伤病知识的学习，了解和掌握常见运动伤病的发生机制、损伤征象、损伤处理与预防等，可以有效避免或减轻常见运动伤病对人体的伤害。

　　另外，戒毒民警与戒毒人员学习和掌握心肺复苏术和休克的现场急救技能也是非常有必要的。这里所谓现场急救，是指戒毒人员因意外事故或急症，在现场未获得医疗救助之前，为防止病情恶化而对患者采取的一系列急救措施。其目的是维持或抢救遭受意外损伤事故的戒毒人员生命、避免再度伤害、减轻痛苦、尽可能防止并发症和后遗症，并为他们的转运和进一步临床救治创造条件。现场急救必须抓住主要矛盾,应把抢救生命放在第一位。如果发生休克,必须优先抢救伤员,因此掌握休克的现场急救技术至关重要。其次,急救必须分秒必争,力求准确判断伤情,做到迅速、准确、有效地进行处理,及时将戒毒人员转送至医院进行救治。若遇到严重损伤,或运送有困难时,应紧急呼叫"120"急救中心请求救援,并就当时的发生情况及处理经过详细记录备案。

一、踝关节韧带损伤

踝关节是人体距离地面最近的负重关节,也是全身负重最多的关节。踝关节的稳定性对于人的日常活动和体育运动起重要的作用,然而踝关节韧带损伤非常多见,是人体关节韧带损伤发病率最高的,其中外侧韧带损伤明显多于内侧。

(一)踝关节韧带损伤的发生机制及征象

踝关节由胫骨腓骨远端和距骨构成,内外踝和胫骨后缘构成踝穴,距骨上面的鞍形关节面位于踝穴中。由于距鞍前宽后窄,当踝关节跖屈时较窄的距鞍后部进入踝穴内,使踝关节稳定性变差,易发生侧向运动。再加上足的内翻肌力大于外翻肌力,外踝腓骨又较长,限制了踝的外翻,就容易发生内翻,使较为薄弱的外侧韧带损伤。踝关节外翻扭伤虽不易发生,一旦出现,多数较为严重。如发生韧带断裂一般都会引起一定程度的踝关节不稳,且多合并其他韧带损伤和骨折。

踝关节韧带损伤一般有明确的受伤史,临床以患处疼痛、肿胀、功能障碍为主要表现。损伤后局部疼痛轻重常与受伤程度密切相关,活动关节时疼痛加重。

损伤后局部出血和组织液渗出明显,如处理不及时,关节周围会迅速肿胀,并延及踝关节的前部,严重者可波及足背、踝上方。踝关节活动受限,出现不同程度的功能障碍,呈跛行步态,严重者伤肢不能持重。

检查:损伤部位可见皮下淤斑,局部有压痛点。距腓前韧带损伤常见于外踝前下方凹陷处和外踝尖,内侧副韧带损伤多见于内踝及踝周。如果有撕脱性骨折,可触及锐痛和可移动的骨块。

急性损伤因伤处疼痛肿胀,查体不易完成,经麻醉止痛后可能查出阳性体征。

足内/外翻试验体征:检查者一手握住踝关节上方固定小腿,另一手握住足前缘,缓慢用力将足跖屈内翻或/外翻,如出现疼痛加重,即为阳性,提示内或外侧韧带损伤。如内外翻时发现有开口感,则提示该韧带完全断裂。

前抽屉试验:检查者一手握住小腿下端,另一手握住足跟缓慢用力向前推动,如果活动范围比对侧大,即为阳性,提示韧带完全断裂。

一般损伤无须进行影像学检查,如果怀疑韧带完全断裂或合并骨折时,应首先考虑拍摄踝关节正位、侧位 X 线片排除是否有踝关节骨折。随后可进行 MRI 检查,进一步确定韧带损伤的情况,并明确关节囊及关节软骨损伤的情况。有条件的情况下,也可通过踝关节镜技术进行诊断,并在镜下实施韧带断裂固定,以修补断裂的韧带。

（二）踝关节韧带损伤的处理

踝关节韧带损伤属于急性闭合性软组织损伤，早期按 PRICE 治疗原则进行处理。PRICE 是英文"protection""rest""ice""compression""elevation"五个单词的首字母组合，意思是"保护""休息""冰敷""加压""抬高"。

P——protection（保护），保护受伤部位，以免再次损伤。

R——rest（休息），扭伤后立即停止运动，使受伤脚踝得到休息。

I——ice（冰敷），用冰袋或将冰粒、小冰块装于塑料袋中冰敷受伤部位 10～20 分钟，每小时重复冰敷 1 次或当疼痛出现时重复冷敷。如果扭伤严重，冰敷处理要持续 24～48 小时。冰敷能够帮助收缩血管，减少受伤部位的血流量，降低内出血、积液或淤血，并缓释疼痛。

C——compression（加压），使用绷带进行局部加压包扎，应注意用棉花或海绵块垫置伤处，确保受伤韧带固定于相对松弛的位置。并固定脚踝，尽可能减少伤肢的运动以减轻肿胀，但不可太紧。

E——elevation（抬高），在可能的情况下尽量抬高患肢，使局部血液及时回流，减少淤血。

怀疑有韧带完全断裂或骨折者，经现场处理后，用夹板固定后送医院做进一步处理。

中后期可根据伤情，选择理疗、中药外敷、针灸等方法进行综合性治疗。对于较严重的部分撕裂损伤者，也可采用石膏管形固定。韧带完全断裂时，应尽早手术缝合。合并骨折者，应在复位后采取固定等处理措施。

急性期过后应根据伤情尽早合理安排功能锻炼，以防止肌肉萎缩及可能出现的关节粘连,如进行踝关节屈伸及提踵练习。解除固定后,可在支持带的保护下,下地站立、扶拐缓行,并可以进行负重提踵、弹力带肌肉力量训练等,以增强踝关节周围的肌力。

(三)踝关节韧带损伤的预防

踝关节扭伤一般均为意外损伤,平时应该加强身体素质的全面训练,尤其要重视踝关节周围的肌力和协调性训练,如负重提踵、跳绳、足尖行走等练习。运动前加强场地的安全监督,做好充分的准备运动。伤后恢复运动者,必要时应佩戴护踝或使用踝保护支持带进行运动。熟练掌握所进行活动的技术动作,培养正确的落地姿势,均可以防止踝关节扭伤的发生或降低踝关节扭伤的严重程度。另外,还要加强戒毒人员运动安全的教育,防止运动中因粗暴动作发生损伤。

二、运动性肌肉痉挛

运动性肌肉痉挛是指在运动过程中,由于肌肉紧张、过度疲劳、情绪激动、寒冷刺激等诱因导致的肌肉不自主地强直性收缩。运动中易发生痉挛的部位是小腿腓肠肌,其次是足底的屈拇肌和屈趾肌。发作时疼痛难忍,可持续几秒乃至数十秒钟之久。

(一)运动性肌肉痉挛的发生机制及征象

当肌肉进行单一、大强度的无氧运动时,易导致局部肌肉疲劳及乳酸堆积,进而影响人体的酶代谢。当影响到乙酰胆碱酯酶的活性时,正常水解发生障碍,导致乙酰胆碱在肌肉中堆积。乙酰胆碱与受体结合,引起突触后膜的 Na^+ 和 K^+ 等离子的通透性改变,引起膜的去极化,从而使肌细胞处于连续兴奋状态。肌细胞缺乏收缩与舒张的正常交替,出现肌肉强直性痉挛现象。

运动中大量排汗,尤其是进行剧烈的运动时,由于大量排汗导致失水严重,使体内电解质的平衡发生紊乱,体内 Cl^- 大量随汗液排出,使体内 Na^+ 的含量过低,引起肌肉的兴奋性增高,导致肌肉痉挛。

在寒冷的环境下进行体育活动时,若未做好准备活动或准备活动不充分,肌肉易受到寒冷刺激而兴奋性增高导致肌肉痉挛。此外,人体缺钙、肌肉损伤时,也可引起肌肉痉挛。

运动性肌肉痉挛的特点是肌肉不能自制地间歇性收缩,伴随肌肉僵直。临床表现为局部肌肉坚硬或隆起,剧烈疼痛,不易缓解。即使在肌肉痉挛缓解后,局部依旧会有酸痛等不适感。

(二)运动性肌肉痉挛的处理

运动性肌肉痉挛发生后应立即停止运动,对痉挛部位的肌肉做反向牵引,例如腓肠肌痉挛时,即伸直膝关节进行拉伸。还可以配合按摩、揉捏、叩打,按压委中、涌泉等穴位,促使痉挛缓解和消失。在运动中发生肌肉痉挛后,还应补充电解质,如口服含糖分和电解质的饮料等,使肌肉丢失的电解质得到补充,恢复肌细胞的正常兴奋性。

(三)运动性肌肉痉挛的预防

戒毒人员要加强身体锻炼,提高自身的健康状况及身体素质。

戒毒人员身体状况不佳时，特别是疲劳和饥饿时，不要进行剧烈运动。平时进行体育锻炼前，应做好充分的准备活动，对容易发生痉挛的肌肉可事先做适当的热敷、按摩、拉伸等，不可突然进行紧张用力的动作或剧烈的运动。冬天在户外运动时要注意保暖，夏天在高温或进行长时间剧烈运动时，应适当补充电解质、水及维生素等。

三、运动性腹痛

运动性腹痛是指由于体育运动而引起或诱发的腹部疼痛，疼痛部位多发生在右上腹，呈钝痛或者胀痛，有时疼痛也涉及全腹。这种疼痛可发生在运动初、运动中或运动结束时。戒毒人员在运动康复锻炼或体质测试过程中可能会出现运动性腹痛，应该积极进行预防。

（一）运动性腹痛的发生机制及征象

如果运动前吃得过饱，喝水过多或空腹运动，吃了有刺激性、难消化的食物，或饭后过早参加体育活动或者体质测试运动等，使胃肠受机械牵引容易引起胃肠道痉挛产生腹部疼痛。

运动前准备活动不充分，运动时内脏器官的功能还不能适应突然增大的运动负荷，影响静脉回流心脏，下腔静脉压力上升，肝静脉回流受阻，从而引起肝脾淤血肿胀，增加了肝脾被膜张力，以致产生牵扯性疼痛。

运动时人体血流进行重新分配，胃肠道血流量相对减少，运动系统的血流量增加。这导致胃肠道缺血和缺氧，胃肠道出现痉挛或蠕动功能紊乱，从而引起腹痛。

　　运动过程中呼吸节奏不合理、表浅,呼吸肌收缩过于频繁,使吸氧量下降、体内缺氧。这导致呼吸肌疲劳,使肋间肌、膈肌等呼吸肌收缩活动紊乱,严重者出现痉挛性收缩,进而引起腹痛。

　　运动中腹痛也可因腹部脏器疾病在运动中诱发病变引起,如慢性胃病、慢性胆囊炎、慢性阑尾炎、消化道溃疡等,运动时可使病变部受到刺激而产生腹部疼痛。

　　此外,女性戒毒人员在月经期间运动也可能会引起腹部疼痛。

(二)运动性腹痛的处理

　　戒毒人员在体育锻炼过程中如果发生运动性腹痛时,应减慢速度、降低运动强度,及时调整呼吸节奏,加深呼吸。用手按压腹部疼痛部位,也可揉按内关、足三里、合谷等穴位,也可以沿顺时针方向揉按腹部疼痛点并深呼吸片刻,饮用少量的热盐水,一般来说腹部疼痛可以减轻或消失。

　　若通过上述处理腹部疼痛仍然没有好转,应及时将腹痛的戒毒人员送到医院做进一步检查。有内脏器官疾病的戒毒人员发生腹部疼痛,应该立刻停止活动,及时将其送往医院进行检查。

(三)运动性腹痛的预防

　　合理膳食,运动前不宜吃得过饱及饮水过多,体育锻炼或体质测试运动应该在饭后 1.5～2 小时进行。

　　运动前要做好准备活动,运动中注意呼吸节奏的调整。平时进行科学的运动训练,按照循序渐进的方法增加运动负荷,加强全面身体锻炼,提高心肺功能。

　　戒毒人员如患有内脏器官疾病，应及早就医，彻底治疗，并注意合理安排运动负荷。女性戒毒人员在月经期间，应避免激烈的体育锻炼和体质测试运动。

四、运动性晕厥

　　在运动中或运动后由于脑血流暂时降低或血液中化学物质的变化引起突发性、短暂性意识丧失、肌张力消失并伴跌倒的现象，称为运动性晕厥。戒毒人员在体育锻炼或体质测试运动过程中可能会出现运动性晕厥，应该积极进行预防。

（一）运动性晕厥的发生机制及征象

　　诱发运动性晕厥的因素和种类较多，一般包括以下几种。

　　1. 直立性低血压性晕厥

　　直立性低血压性晕厥发生在由水平位突然变为直立位运动项目时，由于肌肉泵的功能及血管调节功能障碍可致血液淤积于下肢，出现一过性脑部供血不足，导致晕厥。晕厥时意识突发丧失，无前驱症状。

　　2. 重力性休克性晕厥

　　当戒毒人员进行以下肢为主的体育运动时，下肢肌肉耗氧增加，毛细血管扩张。如果剧烈运动突然中止，会使大量血液淤积在下肢血管中，导致人体脑部供血不足，引发晕厥，多见于跑跳类运动。重力性休克性晕厥前驱症状包括头昏眼花、无力、恶心、面色苍白、四肢发冷等。

3. 血管减压性晕厥

又称为迷走反射性晕厥或单纯性晕厥，其发病率占各类晕厥的首位。情绪不稳定、精神刺激、疲劳或伤痛等因素可刺激迷走神经，诱发短暂的血管扩张，使回心血量及心排血量减少、血压下降，脑供血不足发生晕厥。戒毒人员在生理机能状态不良、伤病恢复期以及过度疲劳易发生此类晕厥。发作前期可出现眩晕、出汗、恶心、面色苍白、肢体发软、心动徐缓等症状，上述症状持续数十秒至数分钟后出现短暂性意识丧失。血压下降、脉搏徐缓微弱，意识丧失数秒至数十秒后可自行苏醒。体检无器质性疾病，无后遗症状。

4. 过度换气综合征所致晕厥

呼吸过度或呼吸急促时体内二氧化碳排出过多，可导致呼吸性碱中毒，从而引起脑毛细血管收缩，脑细胞缺血缺氧，甚至晕厥。

5. 低血糖性晕厥

血液中化学成分的改变（如低血糖）可以引起意识丧失。这是因为葡萄糖是脑部尤其是大脑的主要能量来源，但脑细胞储存葡萄糖的能力十分有限，仅能维持数分钟脑部活动对能量的要求。低血糖可影响脑部的能量供应，从而引发晕厥，因此有低血糖病史的戒毒人员在进行体育锻炼或体质测试运动时易诱发低血糖晕厥。发作前期人体可出现无力、面色苍白、饥饿感、大汗淋漓、头晕、心动过速、神志恍惚等症状。

6. 心源性晕厥

心源性晕厥是比较危险但又十分常见的一类晕厥，由各种心脏病（如冠心病、心肌炎、肥厚型心肌病、冠脉畸形、心脏瓣膜性疾病、窦房结动脉狭窄等）导致的心搏出量减少，脑部供氧不足，继而出现晕厥。戒毒人员在进行体育锻炼或体质测试运动中用力常为发作诱因,发作与体位无关。发作时临床出现心悸、胸痛等症状,伴见面色苍白合并发绀,呼吸困难。

7. 脑源性晕厥

脑源性晕厥是指在体育锻炼或进行体质测试运动时,脑部血管发生一时性广泛性缺血而出现的晕厥。这种晕厥常见于患有脑血管先天畸形、粥样硬化、高血压和颈椎病的戒毒人员。发作时多出现头痛、眩晕、呕吐等症状,有时还会出现失语、轻度偏瘫和视力减退等。

8. 中暑昏厥

中暑昏厥是指长时间暴露在高温环境中或在炎热环境中进行体育锻炼时,引起机体体温调节功能紊乱所致的昏厥。由于外界环境温度高,人体体温调节能力下降,导致体温升高和多器官功能障碍,尤其是中枢神经系统功能障碍。此外,大量出汗脱水,体内水、电解质失衡以及血容量减少,都可以导致晕厥甚至死亡。

(二)运动性晕厥的处理

由于运动性晕厥是一时性的,所以其处理方法主要是采取必要的预防措施,防止摔倒造成严重的并发症。当发现戒毒人员在体育锻炼或体质测试运动时,有面色苍白、恶心、站立不稳等症状时,应让他人扶着其慢走或慢跑一段时间,或蹲下、平躺休息片刻,避免发生昏倒。

对症状严重者或已晕厥者应采用平卧头低足高位,将头转向一侧,防止痰液或呕吐物阻塞喉头,尽快给氧;松解衣领、裤带,注意保暖,严密观察其脉搏、呼吸、血压、呕吐和瞳孔的情况。对昏厥不醒者可指掐或针刺人中、百会、涌泉、合谷等穴位,如停止呼吸者可进行人工呼吸。

对血糖降低引起的运动性晕厥,可饮用糖水并使用一些容易消化、吸收的食物。通过休息和补充糖分,短时间内可恢复正常。经过对症处理,运动性晕厥症状多可纠正。

对那些晕厥原因一时难以查清的患者,如晕厥后昏迷不醒或伴瞳孔两侧大小不等、半身麻木,则应考虑其可能有脑部病变;晕厥发作时出现脉搏极不规则者,则有可能为心源性晕厥,应立即将其送往医院接受进一步的诊断和治疗。

(三)运动性晕厥的预防

应鼓励戒毒人员经常参加体育锻炼,增强体质。体育锻炼,不仅能增强人体运动器官的生理机能,还能使心血管系统对运动产生良好的机能反应,对防止运动性晕厥尤为重要。因此,多进行一些运动负荷适宜的有氧运动,以提高心血管系统的机能水平。

坚持科学系统的训练原则,避免过度疲劳。做好充分的准备活动,克服运动时机体的生理惰性,加快体内的代谢过程,提高神经系统的兴奋性和灵活性,保证器官、系统之间的协调工作,使人体尽快进入运动状态。避免戒毒人员突然剧烈运动,引起内脏器官机能无法很快适应运动器官活动的需要所产生的供氧、供血不足等副作用,这对运动性晕厥有积极的预防意义。

重视整理活动,长时间剧烈运动后,避免突然停止身体活动,应该继续一段时间小强度活动,如慢走等,使身体机能得到调整,同时注意调整呼吸,保证机体的供氧。

此外,还应该注意戒毒人员疾病期禁止参加体育锻炼和体质测试运动；避免在夏季高温、高湿或无风条件下进行剧烈的运动；在进行大负荷、高强度的体育锻炼和体质测试运动时要及时补充糖、盐和水分。

五、运动性贫血

运动性贫血是指血液中血红蛋白浓度、红细胞数值低于正常值。由于红细胞容量测定较复杂，临床上常以血红蛋白(Hb)浓度来代替。血红蛋白低的人在运动之后会出现面色苍白、头晕目眩、心慌气促、四肢无力、精神萎靡等症状。一般来说女性戒毒人员的运动性贫血发生率高于男性戒毒人员。

(一)运动性贫血的发生机制及征象

血管内红细胞溶解和红细胞破坏增加可以导致运动性贫血，多种理化因素可引起红细胞破裂，血红蛋白溢出，使血循环的成熟红细胞生存时间缩短、破坏速度加快。例如，在运动时由于肌肉的极度收缩、挤压或牵拉，造成相应部位微细血管的溶血或红细胞破坏增多；剧烈运动引起红细胞的破裂，血红蛋白从红细胞中溢出，并丧失输氧和排出二氧化碳等功能；剧烈运动时还会造成大量乳酸在体内积蓄，使血液中 pH(酸碱度)值下降，其结果会加速红细胞的破坏和血红蛋白的分解，导致血液中红细胞数量减少，血红蛋白下降而引起贫血。

运动训练中血液丢失也可以导致运动性贫血。例如，消化道的出血导致体内血液丢失，造成血红蛋白数目减少、浓度下降，从而使机体运载氧的能力的减弱。运动训练后消化道出血的原因有多种，其中在运动过程中胃肠道部位暂时性的局部缺血可能是主要原因，局部缺血的程度与运动的强度、运动的距离、脱水的情况都有密切关系。

另外，血红蛋白的合成需要足够量的蛋白质、铁、维生素等，如果戒毒人员的膳食结构和饮食方法不合理，就会造成蛋白质、铁、维生素等造血原材料摄入不足，导致人体血红蛋白生成、红细胞合成减少或速度减慢，从而引发贫血。戒毒人员在此情况下进行体育锻炼，就更容易产生消耗，出现血红蛋白生成、红细胞合成减少。

运动性贫血症状的轻重取决于贫血产生的速度、贫血的原因和血红蛋白浓度减低的程度。一般轻度的运动性贫血症状不明显，中度和重度的主要临床症状可表现为头痛头晕、眼花、乏力、疲倦、记忆力下降、食欲下降、心悸、心跳加快、气促等。体检时，可发现皮肤黏膜、指甲等苍白，安静时心率加快。

临床上血常规检查可以作为诊断依据。1972 年 WHO 制订的诊断标准认为，在海平面地区血红蛋白低于下述水平诊断为贫血：成年男性 130 克/升，成年女性 120 克/升。而我国一般人血红蛋白正常值范围男性为 120～160 克/升，女性为 110～150 克/升。目前，以男性低于 120 克/升，女性低于 110 克/升，作为贫血的参考值和鉴定标准。

（二）运动性贫血的处理

运动性贫血应及时进行治疗，合理调整运动康复训练，避免戒毒人员在长期贫血的状态下工作或进行运动康复训练，否则会造成不良后果。对于运动性贫血的治疗，首要的工作是查找病因，针对病因开展治疗是最重要的。如急性大量失血者应积极止血，同时应迅速恢复血容量并输红细胞纠正贫血。由于营养缺乏导致的运动性贫血，可以通过补充相应的营养物质进行治疗。常用的治疗药物有硫酸亚铁、富血铁等，具体用药需要咨询专科医生。同时，要注意合理膳食，补充适当的蛋白质、铁等造血原料也是十分必要的。

（三）运动性贫血的预防

为了预防和治疗运动性贫血，可以制订合理的膳食结构。在饮食中应注意食用含铁、维生素等丰富的食品，注意食物中蛋白质的质和量，利用蛋白质的互补作用，提高蛋白质的生理价值。运动后注意蛋白质、铁、维生素和水等营养物质的补充，如多吃瘦肉、鸡蛋、菠菜等。适当补充维生素 C，以帮助铁的吸收和利用。临床上传统的治疗方法是饮食治疗，尤其是补充铁、蛋白质，造血原料以纠正贫血。

定期检查血红蛋白、红细胞计数、血清铁以及血清铁蛋白，做到早期发现、早期预防和治疗。另外，为了有效避免运动性贫血的发生，使运动健身真正发挥强身健体的作用，戒毒人员平时应该进行积极科学的体育锻炼，合理安排运动强度，循序渐进，逐渐加大运动负荷。

六、运动性心律失常

运动性心律失常是指人体剧烈运动中或运动后发生的心律失常，广义的概念还应包括正处于紧张和应激状态，从事体力劳动、紧张活动时发生的心律失常。运动性心律失常可见于心肌缺血，如患有动脉粥样硬化性心脏病以及患有原发性或继发性心肌病的患者，也可见于健康的个体。在健康人群中运动性心律失常可以是良性的,但也可以是获得性或先天性心电活动或结构的异常而呈恶性。

(一)运动性心律失常的发生机制及征象

心肌细胞在无外来刺激的情况下具有能够自动发生节律性兴奋的特性,心脏中由窦房结、房室结、房室束和心室内的浦肯野细胞组成的特殊传导系统均具有自动自律性。其中窦房结细胞的自动自律性最高,是主导整个心脏兴奋的自律组织,称之为心脏的正常起搏点,控制着整个心脏跳动的节律,其他部位为潜在起搏点。如果自主神经系统兴奋性改变或其内在病变,可引起不适当的冲动发放出现心律失常。另外,原来无自律性的心肌细胞,如心房和心室细胞,亦可在病理状态下出现异常自律性,引起心律失常。

人体在运动时心血管系统的交感神经活性增强,从而使心率增快,心脏收缩力增强。如果伴有获得性心血管疾病,如冠心病患者随着心率的增加和心肌收缩力的增强,心肌氧需、耗氧同时也在增加,但是由于冠脉病变不能有效地扩张,则会发生运动缺血性心律失常。心肌缺血还可能会引发室性心律失常,并伴随着心肌缺血引发心室颤动阈值降低,这种室性快速心律失常可能会激发或恶化为室颤。在其他刺激因素中,运动还可以引发交感神经活性增强,刺激 α-和 β-肾上腺素能受体,引起的细胞跨膜电流的变化,导致细胞动作电位的持续时间和不应期的改变,引发兴奋折返及促进正常或异常的自律性和早期、延迟的后去极化的触发活动。

运动引发的各种类型的心律失常,其临床表现主要取决于心律失常的性质、类型、心功能及对血流动力学影响的程度。如轻度的窦性心律不齐,窦性心动过缓,偶发的房性期前收缩,一度房室传导阻滞等对血流动力学影响甚小,故无明显的临床表现,较严重的心律失常,临床可出现心悸、头晕、胸闷、心前区不适、心绞痛等症状,严重者可致猝死。

(二)运动性心律失常的处理

运动性心律失常发生时,应立即停止工作、体育锻炼或体质测试运动。根据戒毒人员的症状及心律失常的类型来判断是否需要治疗。通常处理方法包括发作时心律失常的控制、清除病灶、预防复发等几个方面。现场处理可以尝试进行非药物治疗的方法,如压迫眼球、按摩颈动脉窦、捏鼻用力呼气和屏气等,这些均属于反射性兴奋迷走神经的方法。在运动中发生运动性心律失常并较为严重的戒毒人员,上述方法没有效果者则应及时就医,予以药物治疗,或采取专业的电学治疗,如电复律、电除颤、植入心脏起搏器等治疗方法,防止猝死。

(三)运动性心律失常的预防

生活要规律,养成良好的生活习惯和规律,合理膳食,按时作息,保证充足的睡眠。选择适宜的运动,避免大的运动强度和运动量,以有氧运动为主,如太极拳、传统健身功法、散步等,避免运动性心律失常的诱发因素。运动中注意自我防护,有不适感应立即停止运动,严重者立即就医。另外,要注意季节、时令、气候的变化,因为寒冷、闷热的天气以及对疾病影响较大的节气,都容易诱发或加重心律失常,应提前做好防护,合理采取保暖、通风、降温等措施。在运动中发生运动性心律失常并较为严重的戒毒人员,应及时就医,实行病因治疗或药物治疗。对于已有发病史的戒毒人员,除了日常口服药外,还应备有医生开具的应急药品,如速效救心丸、普萘洛尔(心得安)、硝苯地平(心痛定)等。

七、过度紧张

过度紧张是指运动员在运动中或运动后,体力和心理负荷超过了机体的潜力而发生的生理紊乱或病理现象,一般见于运动员。但是如果戒毒人员的训练水平不高或者身体状态不好,运动负荷过大和过于激烈,超过了机体的负担能力,也会出现过度紧张的急性病理现象。

(一)过度紧张的发生机制及征象

在运动中发生的过度紧张,其主要原因是运动水平较差、生理机能状态不良,运动负荷突然超过了心脏的负担能力,使心脏发生了急性疲劳,造成了心脏供血障碍和缺血、缺氧,进而导致脑缺血、缺氧,严重者可能导致心源性休克,甚至猝死。

过度紧张在临床表现属于急性运动病,患者多在剧烈运动后短时间内出现恶心、呕吐、头痛、头晕、面色苍白、全身无力、站立不稳,严重者有应激性溃疡引起的呕血、脉搏快速细弱、血压明显下降、嘴唇青紫、呼吸困难、心前区痛、心脏扩大等症状。严重者在运动中或运动后突然出现晕厥、意识障碍等症状。

(二)过度紧张的处理

病情较轻者,只要保持安静平卧位,安静,保暖,并予以必要的对症处理，适当摄入葡糖糖等。对有心功能不全的患者，应保持安静，取端坐位，给氧吸入及点掐内关、足三里穴；有昏迷者可加点人中、百会、涌泉等穴位；若发生呼吸、心搏骤停，必须立即就地进行人工呼吸和胸外心脏按压，同时迅速送往医院救治。

（三）过度紧张的预防

过度紧张的预防，平时要注意体育锻炼，提高身体素质和机能水平，增强心血管的机能水平。其次，在体育锻炼过程中，应结合身体实际情况，量力而行。戒毒人员在患病期间，应积极配合治疗并注意休息，不应进行剧烈运动或体质测试运动。心脏血管机能不良者，不应进行剧烈活动。伤病初愈者，要注意逐渐增加运动量。

八、运动性高血压

在一定的运动负荷下，运动过程中或刚刚结束时血压值超出正常人反应性增高的生理范围的一种现象。

（一）运动性高血压的发生机制及征象

血压主要是由心排血量与总的外周阻力之间的平衡决定的。正常情况下，运动时随着神经和内分泌的调节，机体会产生一个应激过程，心排血量增加，外周血管反应性扩张，血压在一定的生理范围内升高。而运动性高血压则是表现为在一定的运动负荷下，运动过程中或刚刚结束时血压值超出正常人反应性增高的生理范围。运动性高血压的发病是一个多因素、复杂的过程，至今为止运动性高血压的发病机制尚不明确。目前研究发现,运动性高血压除了与血管内皮功能、动脉粥样硬化、高胆固醇血症、糖代谢异常有关外,还与运动过程中交感神经的高兴奋性和升压物质分泌增多有关。对于运动过程中易发生交感神经亢奋状态的人群,其运动性血压会高于正常者。另外,运动时过度紧张导致的高血压,这类运动性高血压的发病都有比较明显的过度紧张运动史和相关症状。人体在精神紧张、焦虑、烦躁等情绪变化时,大脑皮质兴奋、抑制平衡失调,交感神经活动增强,舒缩血管中枢以缩血管的冲动占优势,从而使小动脉收缩,周围血管阻力上升,血压上升。人体在过度训练或者运动过程中短时间内力量练习较多时也可以引起高血压,例如力量性运动项目举重、投掷、健美操等。

运动性高血压的症状因人而异,早期可能无症状或症状不明显。常见症状有头晕、头痛、颈项板紧、疲劳、心悸等。仅仅会在运动过程中或刚刚结束后发生血压升高,并在休息后恢复正常。随着病程延长,血压明显持续升高,逐渐会出现各种症状。

(二)运动性高血压的诊断标准

运动性高血压目前为止还没有统一的诊断标准,其中一种标准是在运动时或运动后2分钟内,男性收缩压大于210毫米汞柱,女性大于190毫米汞柱;另一种判断标准是运动时收缩压大于200毫米汞柱或舒张压较运动前上升大于10毫米汞柱,或舒张压大于90毫米汞柱。

(三)运动性高血压的预防

运动性高血压作为高血压及心血管事件的危险因子,尽早进行生活方式调整干预,可以延迟或者预防以后高血压的发生。已经发生运动性高血压的戒毒人员进行适当规律的有氧运动,能有效地降低运动过程中血压的高反应性,调节内皮功能障碍,使其更好地适应运动过程中血压的变化。同时,规律的有氧运动能降低运动时交感神经的兴奋性。

另外,还要针对运动性高血压的病因进行预防,过度紧张所致的高血压应调节情绪。专项力量训练所致高血压,要适当下调力量训练的比例,避免急于求成;过度训练导致的高血压,要适当控制训练的强度、密度、训练和比赛的次数;已诊断为原发性高血压病者应避免剧烈的运动训练和紧张的竞技比赛。

九、心肺复苏

心肺复苏术(cardio pulmonary resuscitation)简称CPR,指当病人停止呼吸和心搏骤停时所采取的急救技术,即用心脏按压或其他方法形成暂时的人工循环,恢复心脏自主搏动和血液循环,用人工呼吸代替自主呼吸,达到恢复苏醒和挽救生命的目的。人体对缺氧的耐受能力很差,尤其是脑细胞,一般脑部供血停止4～6分钟,大脑即发生严重损害。故一旦呼吸、心搏骤停,应在运动现场立即施救,以避免全身各组织器官发生永久性功能损害,甚至死亡。戒毒人员在日常生活或体育锻炼中有可能会出现呼吸和心跳的骤停,心肺复苏术是针对呼吸和心跳停止最简便、有效的急救措施。心肺复苏一经开始就要持续进行,直到伤员恢复自主呼吸和心跳,或确定死亡。在抢救的同时,应派人迅速呼叫"120"急救中心,请医生到现场处理或及时送往医院。具体心肺复苏急救流程如下详述。

(一)急救现场检查与求救

首先,在发现伤员后应检查救治现场是否安全。若安全,可当场进行急救;若不安全,须将伤员转移后进行急救。在安全的场地,再检查伤员是否丧失意识、自主呼吸、心跳,具体检查方法如下。

1. 检查意识的方法

首先向意识清楚的戒毒人员表明身份。如无反应,可轻拍患者双肩、在双耳边呼唤(禁止摇动患者头部,防止损伤颈椎)。如果清醒(对呼唤有反应、对痛刺激有反应),要继续观察,如果没有反应则为昏迷。

2. 检查呼吸方法

一听二看三感觉,将一只耳朵放在伤员口鼻附近,听伤员是否有呼吸声音,看伤员胸廓有无起伏,感觉脸颊附近是否有空气流动。

3. 检查心跳方法

触摸颈动脉,若搏动消失,或同时伴有呼吸停止、瞳孔散大等征象,即可做出心搏骤停的诊断。

然后求救,高声呼救寻求周围人的帮助,接着拨打 120 求救(注意保持冷静,待 120 调度人员询问清楚后再挂断电话)。

(二)建立有效的人工循环

如果患者停止心跳,应该及时进行心肺复苏术,通过胸外按压使心脏和大血管血液产生流动,以维持心、脑等主要器官最低血液需要量。

胸外心脏按压操作方法：伤员仰卧于硬板或硬地上。急救员应跪在伤员躯干的一侧，两腿稍微分开，重心前移。选择胸外心脏按压部位时先以左手的中指、食指定出肋骨下缘，而后将右手掌掌跟放在胸骨下 1/2 处，再将左手放在右手上，十指交错，握紧右手。按压时肘关节伸直，用垂直性力量快速下压（胸骨下陷 3～4 厘米）后迅速放松，解除压力，让胸廓自行复位。而后如此有节奏地反复进行，按压与放松时间大致相等，频率为每分钟不低于 100 次。一人施心肺复苏术时，每做 30 次胸心脏按压，交替进行 2 次人工呼吸；当有两个急救者进行心肺复苏术时，一个人做胸外心脏按压，另一个人做人工呼吸。两人进行配合，每按压心脏 30 次，口对口人工呼吸 2 次。每次按压有效的指征为，按压的同时可摸到颈动脉或股动脉搏动。

（三）保持呼吸顺畅

将患者置于平躺的仰卧位，昏迷的人常常会因舌后坠而造成气道堵塞，所以一定要开放气道，保持患者呼吸道通畅。施救人员可以一手按住其额头使头部后仰，另一手托起下颌，标准是下颌与耳垂的连线垂直于地平线，这样就说明气道已经被打开。注意在开放气道同时应该清除病人口中异物或呕吐物，有假牙者应取出假牙。

（四）口对口人工呼吸

呼吸停止后应立即进行有效的人工呼吸，现场多采用口对口人工呼吸方法。通过人工呼吸，使肺内有新鲜空气进入，保证气体交换，并使血液中的含氧量达到足够维持机体氧合作用的需要。

口对口人工呼吸操作方法：患者仰卧，松开衣领。在保持患者仰头抬颏前提下，施救者用一手捏闭患者的鼻孔，然后深吸一大口气，迅速用力向患者口内吹气，然后放松鼻孔，照此每分钟平均完成12次人工呼吸（每5秒钟吹1次）。每次吹气应观察患者胸廓，吹气有效可见到胸廓稍微扩张。

（五）复苏效果的判断

复苏有效，患者的口唇、甲床转为红润，散大的瞳孔逐渐缩小，最终自主心跳、呼吸恢复，神志清醒。

复苏失败，患者死亡，则出现呼吸停止、心跳停止、瞳孔扩大及对光反射消失、角膜反射消失。若只出现以上征象中的1或2个征象，被称为"假死"，患者经抢救，仍有生还的可能。倘若4个征象同时出现，或用手捏眼球，无任何反应，即为"真死"，此时才可放弃急救。为慎重起见，一般对确切死亡的判断应由专业人员做出。

（六）心肺复苏有效的体征和终止抢救的指征

（1）观察颈动脉搏动，有效时每次按压后就可触到一次搏动。若停止按压后搏动停止，表明应继续进行按压。如停止按压后搏动继续存在，说明病人自主心搏已恢复，可以停止胸外心脏按压。

（2）若无自主呼吸，人工呼吸应继续进行，或自主呼吸很微弱时仍应坚持人工呼吸。

（3）复苏有效时，可见病人有眼球活动，口唇、甲床转红，甚至脚可动；观察瞳孔时，可由大变小，并有对光反射。

（4）当有下列情况可考虑终止复苏：①心肺复苏持续30分钟以

上，仍无心脏跳动及自主呼吸，现场又无进一步救治和送治条件，可考虑终止复苏；②脑死亡，如深度昏迷、瞳孔固定、角膜反射消失，将病人头向两侧转动，眼球原来位置不变等，如无进一步救治和送治条件，现场可考虑停止复苏；③当现场危险威胁到抢救人员安全以及医学专业人员认为病人死亡，无救治指征时可停止复苏。

（七）注意事项

（1）吹气过程要观察患者有无胸廓起伏，如胸廓无起伏，可能是气道通畅不够，吹气不足或气道阻塞，应重新开放气道或清除口腔异物。

（2）口对口吹气和胸外心脏按压应同时进行，严格按吹气和按压的比例操作，吹气和按压的次数过多和过少均会影响复苏的成败。

（3）胸外心脏按压只能在伤者心脏停止跳动的情况下才能予以施行。

（4）胸外心脏按压部位要准确，力度要均匀，着力点保持在胸骨上。始终保持肘关节伸直，双肩位于双手的正上方，手掌根不能离开胸壁。下压时既要有一定的冲击力，又不能用力过大、过猛，以免引起肋骨或肋软骨骨折。

（5）判断循环时，触摸颈动脉不能用力过大，或同时触摸两侧颈动脉，切记不要压迫气管。

十、休克及其现场急救

休克是指各种强烈致病因素作用于机体，引起急性血液循环障碍,组织器官微循环动脉血灌流严重不足,从而导致各生命重要器官机能、代谢严重障碍和结构损害的复杂的全身危重病理过程。休克是严重疾病中常见的并发症,如不及时进行救治,可能会导致死亡。戒毒人员一旦发现有发生休克的可能征象时,要积极进行预防,如果已经发生休克则应积极进行抢救。

(一)休克的常见原因和机制

休克在临床上以急性周围循环衰竭为特征,由于有效循环血量绝对或相对的显著减少,导致微循环灌注不足,使全身各组织器官缺血缺氧,最终使机体发生一系列代谢紊乱和功能障碍,严重者甚至可引起死亡。诸多致病因素都可能引发休克,如失血、脱水、大面积烧伤、创伤等,可以引起机体血管内血容量下降,心室充盈不足和心搏量减少,从而导致微循环灌注不足,使全身各组织器官缺血缺氧出现低血容量性休克;心血管疾患可以导致心源性休克,这类疾患使心脏泵功能受损或心脏血流排出道受损,引起心排出量快速下降,有效循环血量不足,低灌注和低血压状态。体育运动过程中出现的休克多因大失血和剧烈疼痛引起。

(二)休克的诊断

休克作为临床综合征,其诊断常以低血压、微循环灌注不良、交感神经代偿性亢进等方面的临床表现为依据:凡符合以下条件中的①,以及②③④中的任意两项,和⑤⑥⑦中的任意一项者,即可成立诊断。

①有发生休克的病因;②意识障碍;③脉搏增快,超过 100 次/分钟,

细或不能触及;④四肢湿冷,胸骨部位皮肤指压阳性(压后再充盈时间大于2秒),皮肤花纹,黏膜苍白或发绀,尿量减少(小于30毫升/小时或无尿);⑤收缩压低于80毫米汞柱;⑥脉压小于20毫米汞柱;⑦原有高血压者,收缩压较原有水平下降30%以上。

(三)休克的症状

休克的临床症状主要表现在精神状态、肢体温度和色泽以及脉搏和血压等几个方面,精神状态能够反应脑组织灌注情况;肢体温度和色泽能反应体表灌流的情况;脉搏在休克时出现细速。

1. 休克早期

①病人神志清醒,伴有轻度兴奋,烦躁与不安;②面色与皮肤苍白,口唇或四肢末梢轻度发绀;③出冷汗,肢体湿冷;④心跳加快,脉搏尚有力;⑤呼吸深而快;⑥收缩压可偏低或接近正常,舒张压升高,脉压减低;⑦尿量减少。

2. 休克中期

①神志有些不清,但软弱无力;②表情淡漠,反应迟钝,意识模糊;③脉搏细速,按压稍重即消失;④收缩压降至80毫米汞柱以下,脉压小于20毫米汞柱;⑤表浅静脉萎陷;⑥口渴,尿量进一步减少至每小时20毫升以下。

3. 休克晚期

①弥散性血管内凝血(disseminated intravascular coagulation, DIC)表现:全身皮肤、黏膜发绀或广泛出血,甲床微循环淤血,内脏出血;②急性心功能衰竭表现:脉搏细弱,血压很低或测不到,心音低钝;③急性呼吸功能衰竭表现:进行性呼吸困难,严重低氧血症,

酸中毒,肺水肿和肺顺应性降低等;④急性肾功能衰竭表现:少尿或无尿、氮质血症、高血钾等水电解质和酸碱平衡紊乱等。

(四)休克的现场处理

休克的预防应采取综合措施,对有可能发生休克的伤病员,应针对病因,采取相应的预防措施,具体的步骤如下:

1. 体位选择

松解病人衣领、裤带,使伤员平卧不用枕头,腿部抬高 30°,让其安静休息,并进行必要的安慰和鼓励,消除伤员心理负担,提高其战胜伤痛的勇气。但是对于伤员有头部受伤、呼吸困难或有肺水肿者则不宜采用此法,而应稍抬高头部。

2. 体温维持

在不影响伤肢或伤口的情况下,尽可能将患者穿着的潮湿运动衣除去,并覆以毛毯或大毛巾保暖。注意病人保暖但不能过热,在炎热天气时应注意防暑降温。

3. 制动

在急救过程中应尽量减少搬动或移动伤员,以免造成更大伤害,如必须搬动则动作要轻。

4. 呼吸控制

保持呼吸道畅通,如果有条件可以让伤员吸氧。对于神志模糊或者昏迷的伤员应开放气道,同时应清除病人口中异物或呕吐物,有假牙者应取出。禁止服用饮料或任何流质的食物,以免因误吸导致窒息。

5. 休克处理

一旦发生严重损伤,要随时观察伤员的情况,当出现休克早期的征象,应针对引起休克的原因,迅速进行现场急救。及时消除导致休克的病因,如果有动脉出血,应通过间接指压法或使用止血带迅速止血,并进行正确包扎;有骨折、关节脱位或软组织严重损伤者,应在临时固定后再搬运;疼痛剧烈时可给予止痛和镇静剂,但注意头部、腹部损伤者,应慎用此类药物,以免延误对病情的判断;昏迷的患者,可针刺或点掐人中、百会、内关、涌泉等穴位。如果发生心跳、呼吸骤停,应立即进行心肺复苏的急救。

6. 后续急救安排

在进行现场急救的同时,应以最快的速度请专业医务人员前来处理,在条件许可的情况下,迅速安排运输工具将病人及时转送医院,或及时呼叫 120,请急救中心前来救治。

下 篇

戒 毒 人 员 健 康 管 理

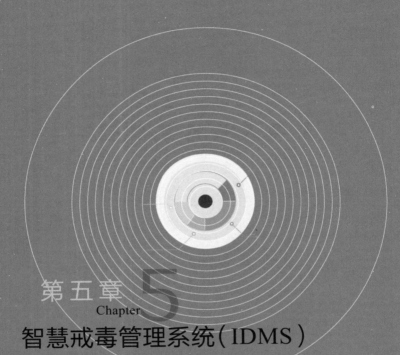

第五章 Chapter 5

智慧戒毒管理系统（IDMS）

一、系统功能概述

智慧戒毒管理系统(intelligent detoxification management system, IDMS)，把大数据分析、数据挖掘、数据匹配等先进技术运用于戒毒人员康复领域，构建戒毒人员信息管理、体质测试项目管理、运动康复管理、风险监控管理等健康管理平台。该系统可以有效地提高戒毒人员体质数据测试分析与运动康复处方构建的效率，对于参与体质测试的戒毒人员，提供整套的数据分析和运动康复处方匹配方案。通过本系统构建戒毒人员健康大数据平台，分析并不断优化戒毒过程和治疗方法，提高有效分析和决策效率。促进戒毒人员体质健康的改善，降低复吸率。

（一）系统功能模块划分

系统页面主要由以下 7 个主要功能模块组成，系统结构图如图5-1 所示：

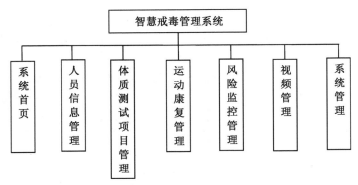

图 5-1　智慧戒毒管理系统结构图

（二）系统版本信息

软件名称:智慧戒毒管理系统

版本:V1.0

开发时间:2018 年 1 月—2018 年 6 月

（三）系统运行要求

操作系统:windows 操作系统,支持 XP 至 win8 版本。

浏览器:火狐浏览器、谷歌浏览器、IE10 版本。

建议使用火狐浏览器,如有可能,尽量不要在 IE 浏览器上进行系统的操作。

二、系统页面介绍

（一）登录

在浏览器的地址栏中输入访问地址,若未登录,则会跳转至系

统的登录页面，输入用户名密码，点击【登录】按钮，进入系统，如图
5-2 所示。

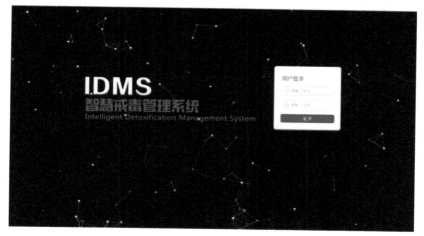

图 5-2　智慧戒毒管理系统登录页面

（二）主界面

　　登录成功后，默认进入系统主页。主页包含业务类管理与非业
务类管理，二级菜单需点击后显示。业务类的包括"首页""人员信
息管理""体质测试项目管理""运动康复管理""风险监控管理"与
"视频管理"；非业务类的包括"系统管理"。
　　首页有档案人数报表、体测合格人次报表两个报表模块，报表
面包括几大元素，具体说明如图 5-3 所示。
　　编号①是关键数据：呈现所内人数、入所人数、出所人数三组数
值的大小。

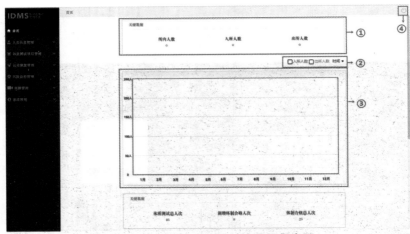

图 5-3　智慧戒毒管理系统主界面报表面

　　编号②是条件筛选：包含时间条件筛选、规定内容条件筛选，点击筛选条件趋势图则呈现对应趋势图。用户滑动滚动条到最低，筛选各个测试项目的合格人次，如图 5-4 所示。

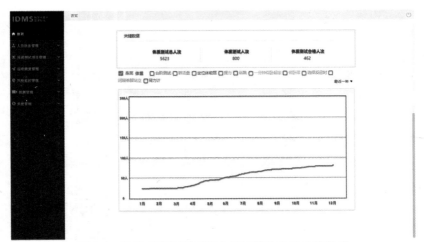

图 5-4　智慧戒毒管理系统主界面筛选条件及趋势图

编号③是趋势图：它用来显示一定时间间隔内所得到的测量数据结果。以测得的数量为纵轴，以时间为横轴绘成图形。

编号④退出按钮：按钮在系统主页右上角，点击则当前账号退出系统，并返回登录页。

三、系统功能模块操作指南

（一）首页

登入系统后，首先进入智慧戒毒管理系统首页，如图 5-5 所示。

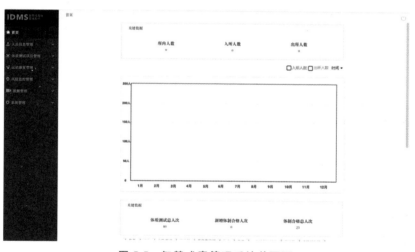

图 5-5　智慧戒毒管理系统首页面

（二）人员信息管理

针对不同类别的人群进行分类。通过个人信息的调查，了解个人的基本情况；通过临床检查，对健康状况进行评估，判断是否有潜在性疾病或危险因素、是否能进行运动；对特殊人群，进行特殊健康检查评估，以此建立相关的个人档案用于对戒毒人员的信息的管理。用户选择【人员信息管理】菜单，点击【人员信息管理】菜单选项处，即可弹出关于【人员信息管理】菜单的选项。选项包括"人员管理""人员组管理"以及"设备绑定管理"这三种管理页面，如图 5-6 所示。

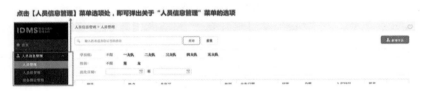

图 5-6　【人员信息管理】菜单界面

1. 人员管理

【人员管理】这里主要功能是新增学员、修改学员信息、删除学员、查找学员和查看学员详情等，如图 5-7 所示。

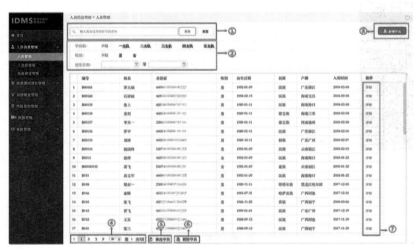

图 5-7　【人员管理】菜单界面

编号①搜索框：输入姓名或身份证号码即可查找学员。

编号②条件筛选框：点击该条件，系统则自动筛选该条件内容。

编号③新增档案按钮：点击该按钮则进入新增学员信息操作界面，如图5-8所示。

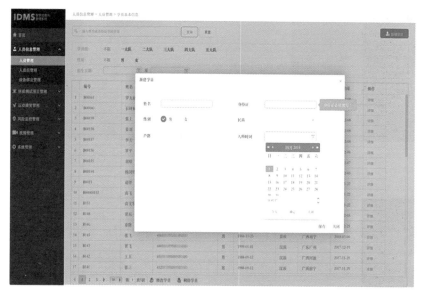

图5-8 【新增档案】菜单界面

编号④分页功能：点击或输入具体数字，转跳至指定页面。

编号⑤修改学员：点击则弹出修改学员信息对话框，如图5-9所示。

编号⑥删除学员：把选定的新增的学员删除注销。

编号⑦详情：可查看和修改学员的详情信息，分别包含基本信息、入所信息、其他信息、体检信息四大类，如图5-10～图5-13所示。

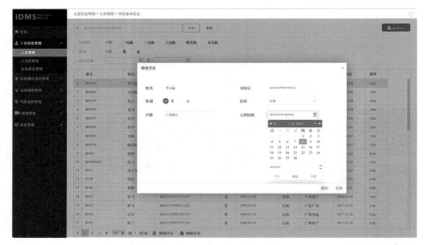

图 5-9 【修改学员】菜单界面

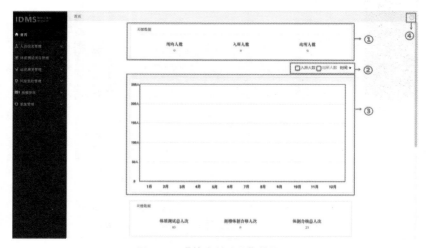

图 5-10 【基本信息】菜单界面

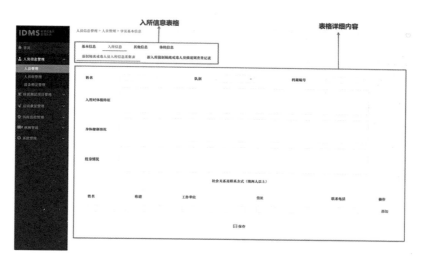

图 5-11 【入所信息】菜单界面

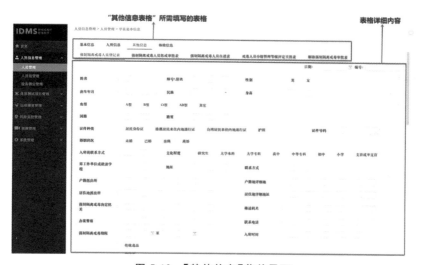

图 5-12 【其他信息】菜单界面

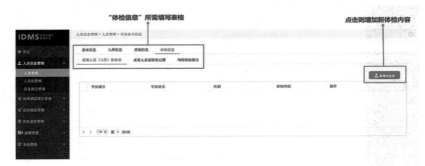

图 5-13 【体检信息】菜单界面

2. 人员组管理

该功能是用于对学员组进行管理,用户选择【人员信息管理＞人员组管理】菜单,单击【人员组管理】菜单按钮,进入【人员组管理】页面,如图 5-14 所示。

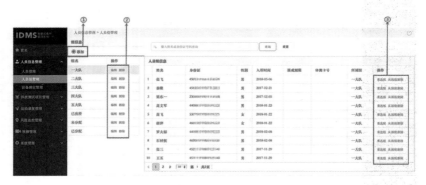

图 5-14 【人员组管理】菜单界面

编号①新增组:增加新组,添加新组弹框,如图 5-15 所示。

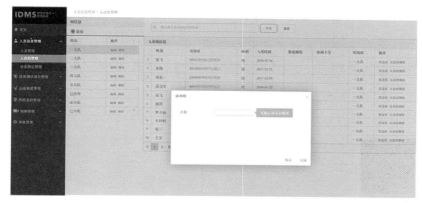

图 5-15　【新增组】菜单界面

编号②修改组名或删除：可修改组名，删除已经增加的组。

编号③移动和删除学员所在组：可对学员所在的组移动和删除，移动组弹框，如图 5-16 所示。

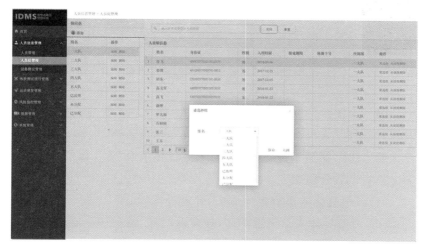

图 5-16　【移动和删除学员所在组】菜单界面

3. 设备绑定管理

该功能是用于对设备进行管理,用户选择【人员信息管理＞设备绑定管理】菜单,单击【设备绑定管理】菜单按钮,进入【设备绑定管理】菜单页面,如图 5-17 所示。

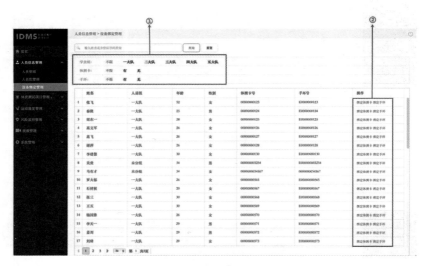

图 5-17 【设备绑定管理】菜单界面

编号①条件筛选内容:选择其中一条件,系统则筛选出该条件内容,可根据"人员组""体测卡"或"手环"进行筛选查询。

编号②添加绑定设备:添加的绑定设备有体测卡和手环两种,绑定弹窗设置分别如下。

(1)可给具体人员绑定体测卡,弹窗设置,如图 5-18 所示。

(2)可给具体人员绑定手环,弹窗设置,如图 5-19 所示。

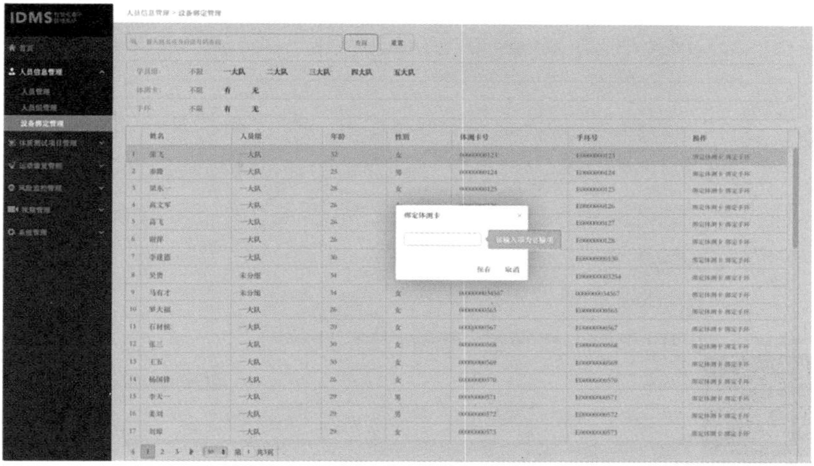

图 5-18 【绑定体测卡】菜单设置界面

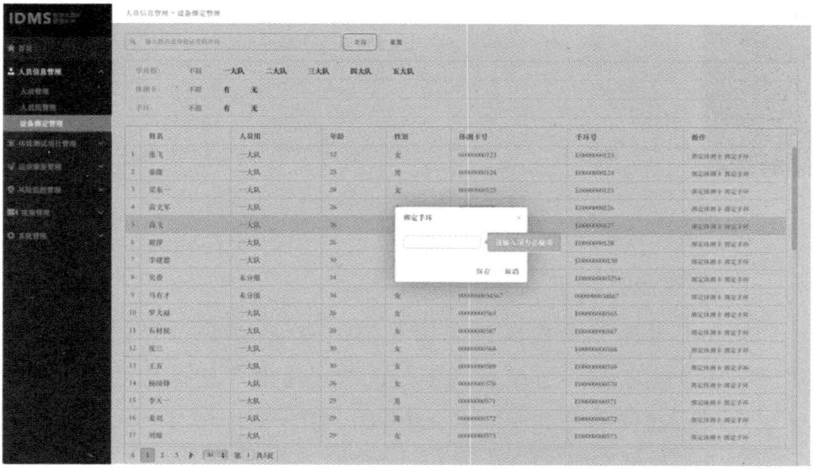

图 5-19 【绑定手环】菜单设置界面

（三）体质测试项目管理

用户选择【体质测试项目管理】菜单，点击【体质测试项目管理】菜单选项处，即可弹出关于【体质测试项目管理】菜单的选项。选项包括"体质测试成绩录入""体质测试查询"及"体质实时查询"这三种页面，如图 5-20 所示。

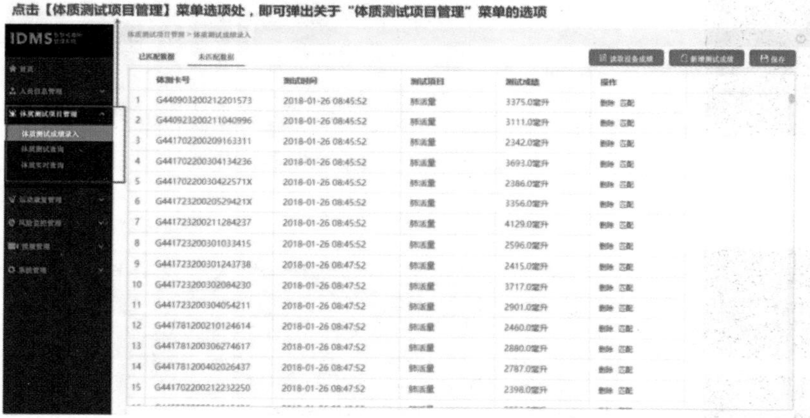

图 5-20 【体质测试项目管理】菜单界面

1. 体质测试成绩录入

该功能是用于录入学员的体质测试成绩，用户选择【体质测试项目管理＞体质测试成绩录入】菜单，单击【体质测试成绩录入】菜单按钮，进入【体质测试成绩录入】页面，如图 5-21 所示。

编号①已匹配数据："已匹配数据"是系统把自动读取到的体质测试成绩匹配到对应的测试人员上，如图 5-22 所示。

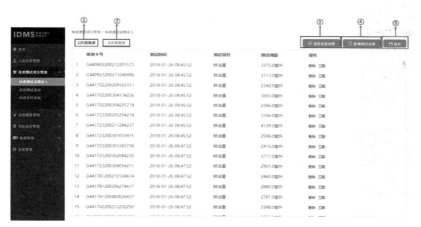

图 5-21 【体质测试成绩录入】菜单界面

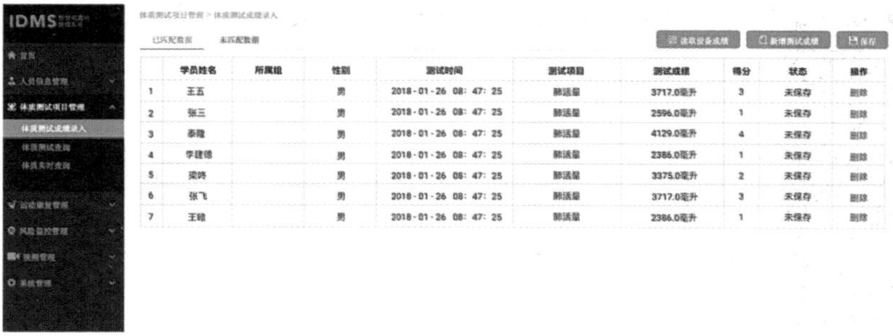

图 5-22 【已匹配数据】菜单界面

编号②未匹配数据："未匹配数据"是显示系统自动读取但未匹配的体质测试成绩，用户可对未匹配的数据进行匹配，如图 5-23、图 5-24 所示。

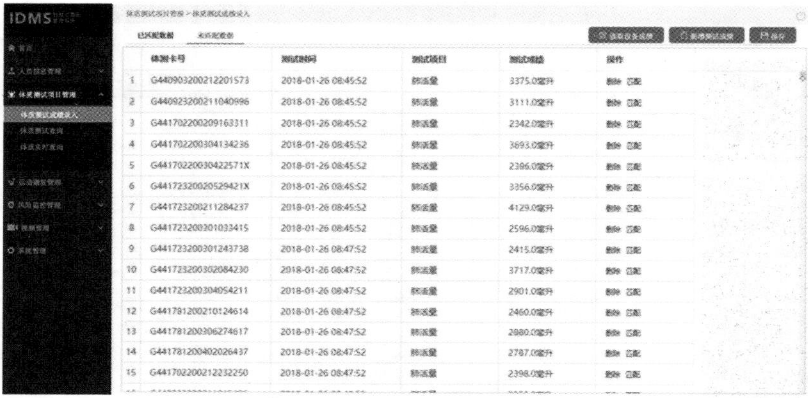

图 5-23　系统自动读取【未匹配数据】界面

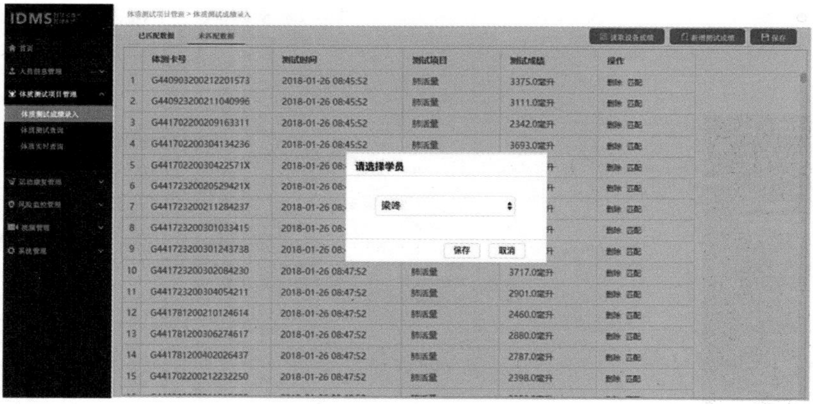

图 5-24　对未匹配数据进行匹配设置

编号③读取设备成绩："读取设备成绩"是自动读取远程设备的按钮，点击后系统则进入自动读取远程体质测试设备测试用户的体质成绩。

编号④新增测试成绩："新增测试成绩"是在系统后台手动输入增加用户的体质测试成绩，可补增缺考的学员成绩，操作内容有选择人员、测试项目、测试成绩和测试时间，如图 5-25 所示。

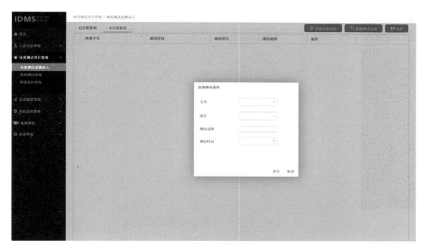

图 5-25 【新增测试成绩】录入界面

编号⑤保存：点击该按钮，系统则保存用户当前的"体质测试成绩录入"操作。

2. 体质测试查询

该功能是用于对学员的体质成绩进行查询，用户选择【体质测试项目管理＞体质测试查询】菜单，单击【体质测试查询】菜单按钮，进入【体质测试查询】页面，如图 5-26 所示。

编号①查询：可根据"姓名/身份证"进行查询。

编号②导出 Excel：可把当前系统显示的成绩以 Excel 的表格形式导出到电脑本地。

编号③条件筛选：可根据队别、性别筛选不同的成绩。

编号④删除：对测试的成绩进行删除。

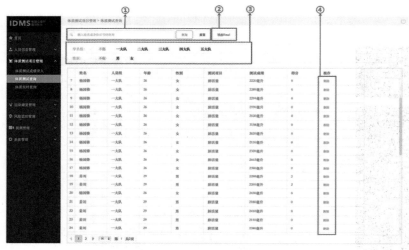

图 5-26 【体质测试查询】菜单界面

3. 体质实时查询

该功能是用于对用户实时测试的体质测试成绩进行查看,用户选择【体质测试项目管理＞体质实时查询】菜单,单击【体质实时查询】菜单按钮,进入【体质实时查询】页面,如图 5-27 所示。

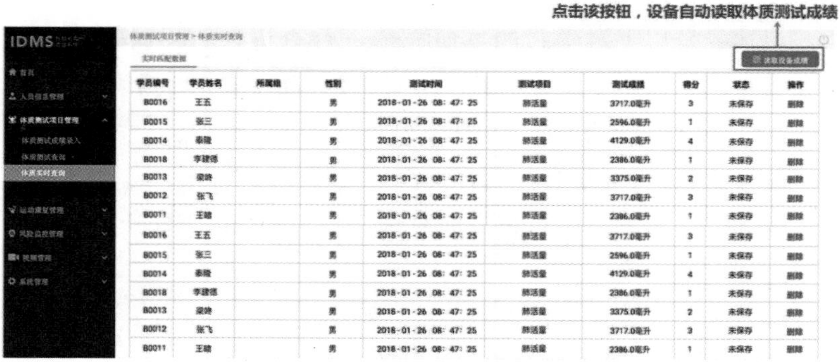

图 5-27 【体质实时查询】菜单界面

（四）运动康复管理

该功能是用于对运动的康复信息的管理，运动康复团队对戒毒人员的身体特殊性，通过戒毒人员的体质检测、医学检查资料（包括运动试验和体力测验），按其健康、体力以及心血管功能状况，用处方的形式规定运动种类、运动强度、运动时间及运动频率，规定运动中避免出现的现象，指导戒毒人员有目的、有计划和科学地恢复身体素质。管理民警在系统上对戒毒人员的健康信息数据进行采集，上传到运动康复数据库多维度的评估分析数据，建立戒毒人员的基础数据模型，精确匹配运动处方任务，并用任务管理方式实施跟进康复训练计划，最后再对戒毒人员处方任务执行后采集的数据，再分析比对改善。

用户选择【运动康复管理】菜单，点击【运动康复管理】菜单选项处，即可弹出关于【运动康复管理】菜单的选项。选项包括"新建处方""历史处方查询"这两种管理页面，如图 5-28 所示。

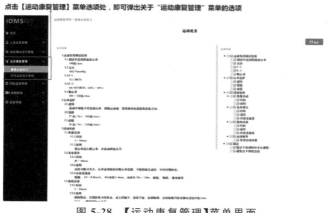

图 5-28　【运动康复管理】菜单界面

1. 新建处方

用户选择【运动康复管理＞新建处方】菜单，单击【新建处方】菜单按钮，进入到【新建处方】页面，如图 5-29 所示。

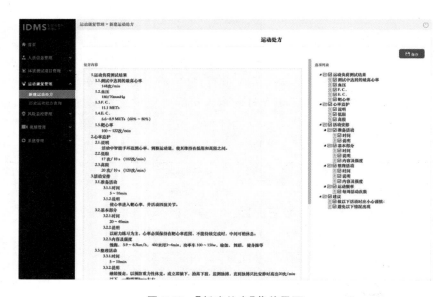

图 5-29　【新建处方】菜单界面

左侧：是对具体处方项的说明。

右侧：则是选择处方的具体项目，勾选则表示作为处方内容，选择后点击保存。

保存：指定处方后，点击保存，即可进入下一环节。

下一环节保存：指定处方后，点击保存，即可进入下一环节，如图 5-30 所示。

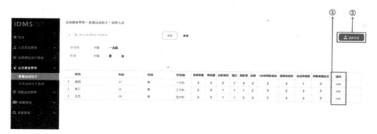

图 5-30 【保存】菜单界面

编号①详细：点击则显示该用户的体质测试各个项目成绩与合格成绩的柱状图，如图 5-31 所示。

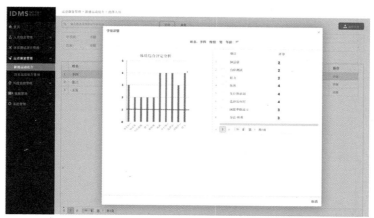

图 5-31 体质测试各项目成绩与合格成绩对比柱状图

编号②选择学员：该按钮可选择列表中的学员进行匹配新建的运动处方。

系统开具处方后生成处方任务发送到智能大屏端，学员在智能大屏前，通过面部识别功能识别学员身份，进行领取处方任务，在智能大屏（教练）的指导下进行运动处方康复课程的训练。以下为个人在大屏端领取处方任务的流程图。

　　第一步：学员在大屏前进行面部识别方式识别身份，如图 5-32 所示。

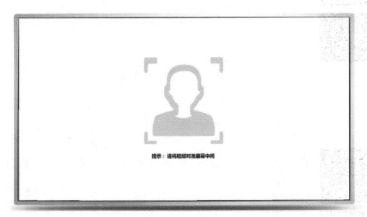

图 5-32　学员【面部识别身份】界面

第二步：领取任务课程，如图 5-33 所示。

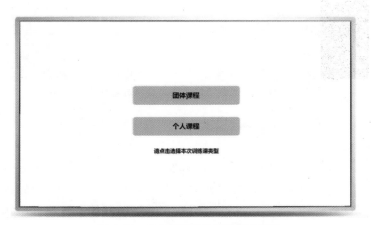

图 5-33　学员【领取任务课程】界面

第三步：确定任务课程，如图 5-34 所示。

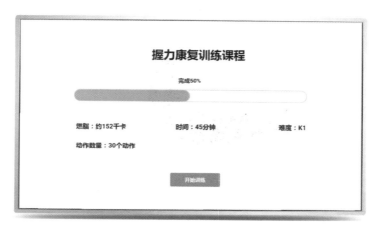

图 5-34　学员【确定任务课程】界面

第四步：从倒计时准备到进行训练，如图 5-35、图 5-36 所示。

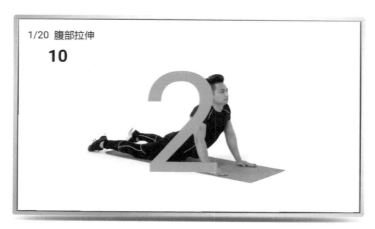

图 5-35　训练倒计时界面

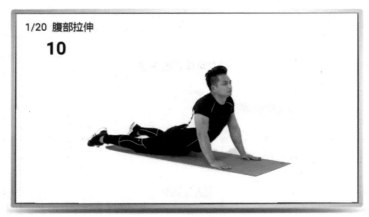

图 5-36　训练开始界面

第五步：训练结束，学员选择训练感受后，大屏显示个人训练数据报表，如图 5-37、图 5-38 所示。

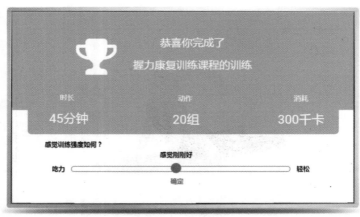

图 5-37　训练结束界面

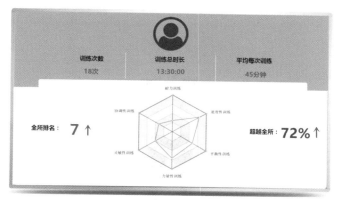

图 5-38 个人训练数据报表图

【运动康复举例】

戒毒人员握力运动康复训练

适用条件：

（1）排除临床特殊疾病。

（2）体质测试：握力评分≤3 者适用。

第一部分 准备活动举例（10 分钟）

（1）站姿颈部热身（图 5-39）。

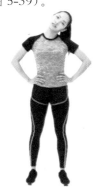

图 5-39 站姿颈部热身

（2）站姿肩部拉伸（图5-40）。

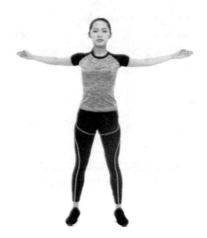

图 5-40　　站姿肩部拉伸

（3）站姿直线扩胸（图5-41、图5-42）。

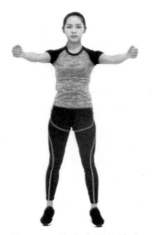 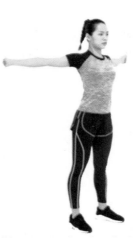

图 5-41　　站姿直线扩胸 Ⅰ　　　　　　图 5-42　　站姿直线扩胸 Ⅱ

（4）站姿斜线扩胸（图 5-43）。

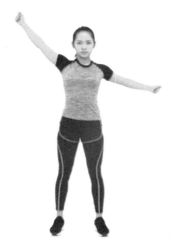

图 5-43 站姿斜线扩胸

（5）侧平举前后绕环（图 5-44、图 5-45）。

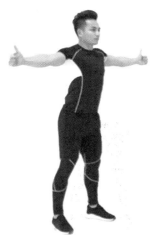

图 5-44 侧平举前后绕环 I

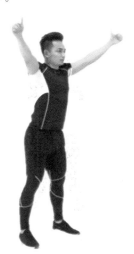

图 5-45 侧平举前后绕环 II

（6）站姿背部伸展左（图 5-46、图 5-47）。

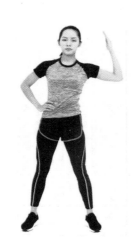
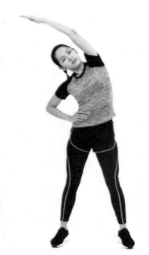

图 5-46　站姿背部伸展左Ⅰ　　　　　**图 5-47　站姿背部伸展左Ⅱ**

（7）站姿背部伸展右（图 5-48、图 5-49）。

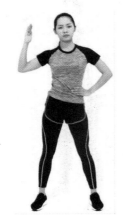
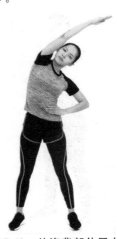

图 5-48　站姿背部伸展右Ⅰ　　　　　**图 5-49　站姿背部伸展右Ⅱ**

（8）体前屈侧转抬臂（图 5-50、图 5-51）。

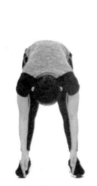

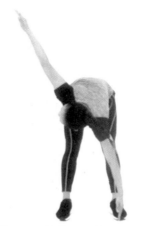

图 5-50　体前屈侧转抬臂 Ⅰ　　　　图 5-51　体前屈侧转抬臂 Ⅱ

（9）原地踏步走（图 5-52）。

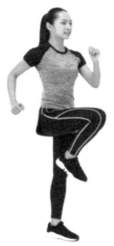

图 5-52　原地踏步走

（10）抬腿抱膝（图 5-53、图 5-54）。

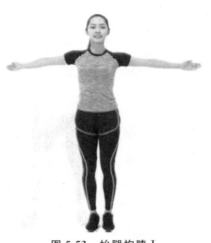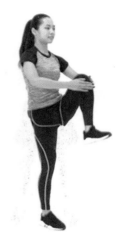

图 5-53　抬腿抱膝 I　　　　　　　图 5-54　抬腿抱膝 II

（11）抬腿扭腰（图 5-55、图 5-56）。

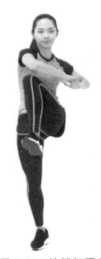

图 5-55　抬腿扭腰 I　　　　　　　图 5-56　抬腿扭腰 II

第二部分　运动康复训练内容举例（40～60分钟）

（1）仰卧哑铃胸推（图5-57、图5-58）。

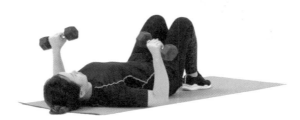

图 5-57　仰卧哑铃胸推Ⅰ

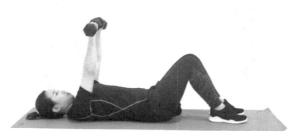

图 5-58　仰卧哑铃胸推Ⅱ

（2）俯撑交替抬臂（图5-59、图5-60）。

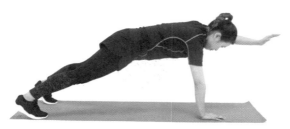

图 5-59　俯撑交替抬臂Ⅰ

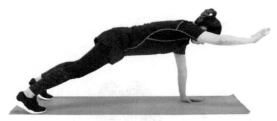

图 5-60　俯撑交替抬臀 Ⅱ

（3）哑铃划船（图 5-61、图 5-62）。

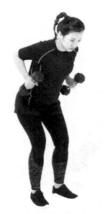
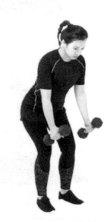

图 5-61　哑铃划船 Ⅰ   图 5-62　哑铃划船 Ⅱ

（4）跪卧撑（图 5-63）。

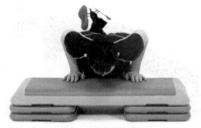

图 5-63　跪卧撑

（5）哑铃肩上推举（图 5-64、图 5-65）。

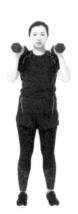
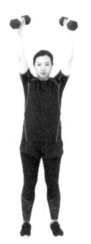

图 5-64　哑铃肩上推举 Ⅰ　　　　　图 5-65　哑铃肩上推举 Ⅱ

（6）仰卧哑铃臂屈伸（图 5-66、图 5-67）。

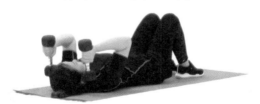

图 5-66　仰卧哑铃臂屈伸 Ⅰ

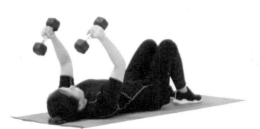

图 5-67　仰卧哑铃臂屈伸 Ⅱ

（7）碎步药球前推（图 5-68、图 5-69）。

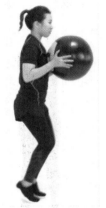

图 5-68 碎步药球前推Ⅰ

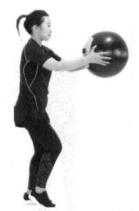

图 5-69 碎步药球前推Ⅱ

（8）药球波比（图 5-70、图 5-71）。

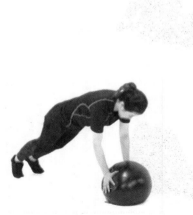

图 5-70 药球波比Ⅰ

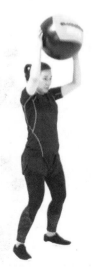

图 5-71 药球波比Ⅱ

（9）药球上伐木（图 5-72、图 5-73）。

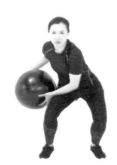

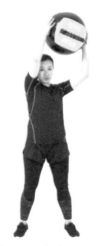

图 5-72 药球上伐木Ⅰ　　　　　　图 5-73 药球上伐木Ⅱ

（10）药球火箭推（图 5-74、图 5-75）。

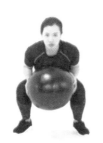

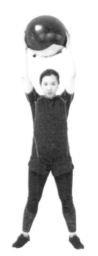

图 5-74 药球火箭推Ⅰ　　　　　　图 5-75 药球火箭推Ⅱ

第三部分　整理活动举例（10 分钟）

（1）原地踏步走（图 5-76）。

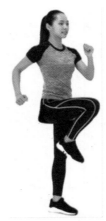

图 5-76　原地踏步走

（2）肱二头肌、三角肌前束拉伸（图 5-77）。

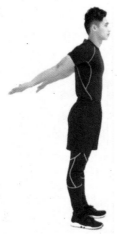

图 5-77　肱二头肌、三角肌前束拉伸

（3）左肩部三角肌后束拉伸（图 5-78、图 5-79）。

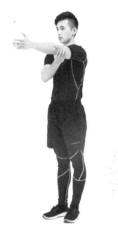
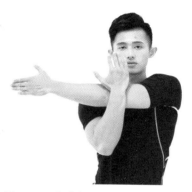

图 5-78　左肩部三角肌后束拉伸 Ⅰ　　　图 5-79　左肩部三角肌后束拉伸 Ⅱ

（4）右肩部三角肌后束拉伸（图 5-80、图 5-81）。

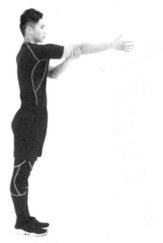
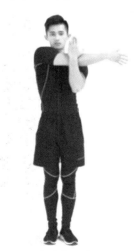

图 5-80　右肩部三角肌后束拉伸 Ⅰ　　　图 5-81　右肩部三角肌后束拉伸 Ⅱ

（5）站姿肩部拉伸（图 5-82）。

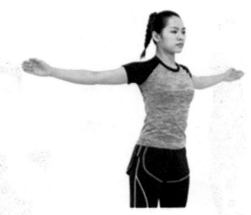

图 5-82　站姿肩部拉伸

（6）胸部拉伸（图 5-83）。

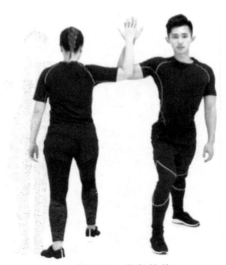

图 5-83　胸部拉伸

（7）婴儿式背部拉伸（图 5-84）。

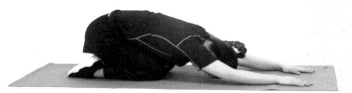

图 5-84 婴儿式背部拉伸

第四部分 运动频率与时间安排

☞ 运动频率：每周 3～4 次。

☞ 运动时间：40～60 分钟/次。

第五部分 注意事项

☞ 遵循循序渐进的练习原则，控制练习次数在合理范围，练习强度逐步递进，达到明显的练习效果并不对肌肉造成过重负担。

☞ 练习时配合呼吸节奏，保持适中的练习频率，运动时心率保持在靶心率之内。

☞ 练习过程保持注意力集中，注意感觉肌肉的发力，控制肌肉发力速度。

☞ 注意练习前对手臂肌肉、关节的热身活动，练习后对肌肉的充分放松。

☞ 规范使用握力练习器具，保证器具练习的安全性。

2. 历史处方查询

用户选择【运动康复管理＞历史处方查询】菜单，单击【历史处方查询】菜单按钮，进入【历史处方查询】页面，如图 5-85 所示。

编号①查询：可根据"姓名/身份证"进行查询匹配的运动处方。

编号②条件筛选：可根据状态、创建时间筛选创造的运动处方。

编号③操作：可查看处方内容，导出处方内容到本地电脑端。

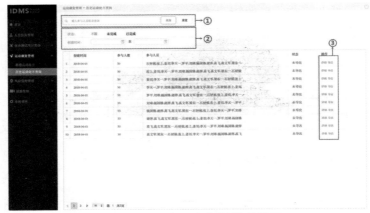

图 5-85　【历史处方查询】菜单界面

（五）风险监控管理

用户选择【风险监控管理】菜单，点击【风险监控管理】菜单选项处，即可弹出关于【风险监控管理】菜单的选项，选项为"新建风险监控任务"和"生命体征情况查询"管理页面，如图 5-86 所示。

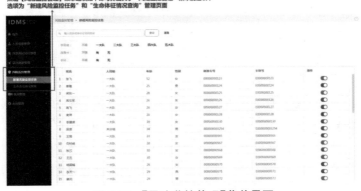

图 5-86　【风险监控管理】菜单界面

1. 新建风险监控任务

用户选择【风险监控管理＞生命体征情况查询】菜单，单击【新建风险监控任务】菜单按钮，进入【新建风险监控任务】页面，如图5-87所示。

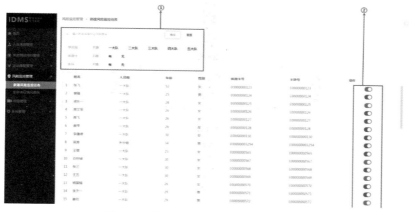

图 5-87 【新建风险监控任务】菜单界面

编号①查找与筛选：查找和筛选需要监控的学员。

编号②监控启动按钮：按钮绿色状态为监控学员心率血压状态，灰色为关闭状态。

根据戒毒人员的身体与环境的特殊性，为他们开发全新的智能监控手环，现 1.0 版本功能有：

心率血压监测：在系统后台绑定学员编号，设定预警值和测试时间，选择学员并打开监控开关，智能手环自动启动监测功能。可实现检测学员在睡眠、工作、运动等状态下的心率质量，追踪分析健康状况，一旦学员心率发生异常，系统将自动通知管理民警，及时启动应急预案，降低健康风险率。

　　身份验证：智能手环将戒毒人员特征、编号、身份信息集中到手环之中，确保一人一环。通过无线传输技术，学员可在强制戒毒所内，进行各种智能设备的安全快捷登录。戒毒人员专用智能手环外观如图 5-88 所示。

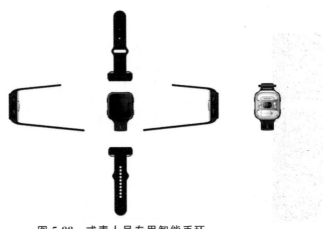

图 5-88　戒毒人员专用智能手环

　　2. 生命体征情况查询

　　用户选择【风险监控管理＞生命体征情况查询】菜单，单击【生命体征情况查询】菜单按钮，进入【生命体征情况查询】页面，如图 5-89 所示。

　　编号①查询：可根据"姓名/身份证"进行查询学员的生命体征数据。

　　编号②条件筛选：可根据学员组、性别进行筛选该条件下的生命体征数据。

　　编号③走势图、血压、心率：系统以走势图的形式显示手环定时监测到的学员心率、血压数据，可查看具体学员在具体日期中，血压和心率的走势，如图 5-90 所示。

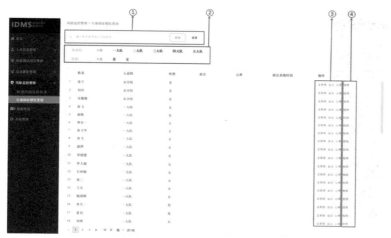

图 5-89　【生命体征情况查询】菜单界面

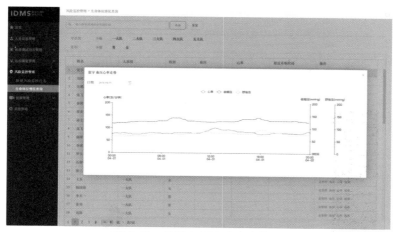

图 5-90　学员血压和心率走势图

编号④校准：可对产生误差的监测手环进行监测数据校准，点击"校准"按钮则弹出校准操作对话框，输入血压数据点击"开始校准"系统自动校准数据，操作对话框，如图 5-91 所示。

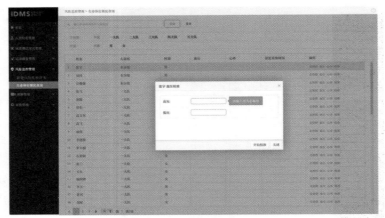

图 5-91 【校准数据】菜单界面

（六）视频管理

该功能用于对课程视频的管理，用户选择【视频管理】菜单，点击【视频管理】菜单选项处，即可弹出关于【视频管理】菜单的选项，如图 5-92 所示。

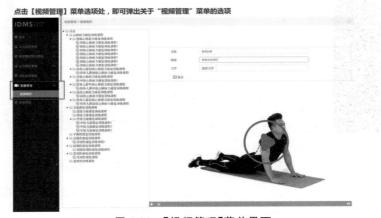

图 5-92 【视频管理】菜单界面

　　用户选择【视频管理＞视频维护】菜单，单击【视频维护】菜单按钮，进入【视频维护】页面，如图 5-93 所示。

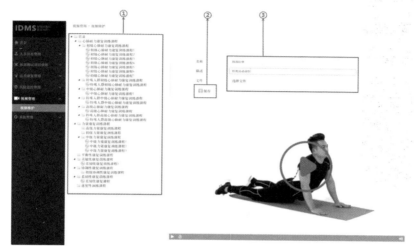

图 5-93 【视频维护】菜单界面

　　编号①左侧显示视频列表，点击指定视频后，右侧显示具体信息，且可修改。

　　编号②保存：保存上传新增康复课程信息。

　　编号③编辑新增的康复课程信息。

（七）系统管理

　　用于对用户与权限的管理，用户选择【系统管理】菜单，点击【系统管理】菜单选项处，即可弹出关于【系统管理】菜单的选项。选项包括"用户管理""权限管理"以及"告警管理"这三种管理页面，如图 5-94 所示。

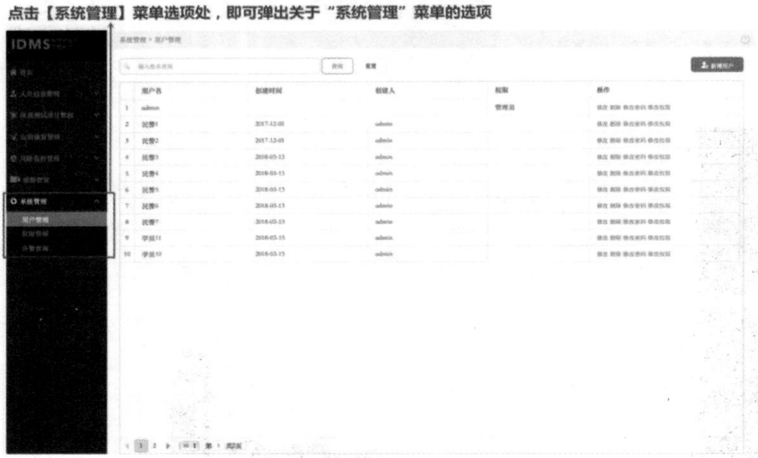

点击【系统管理】菜单选项处，即可弹出关于"系统管理"菜单的选项

图 5-94　【系统管理】菜单界面

1. 用户管理

用于管理用户列表的页面。用户可进行用户的新增、删除、修改、修改密码、授予角色权限。用户选择【系统管理＞用户管理】菜单，单击【用户管理】菜单按钮，进入【用户管理】页面，如图 5-95 所示。

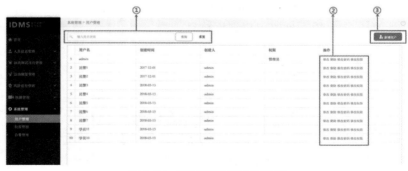

图 5-95　【用户管理】菜单界面

编号①查询:可根据"姓名"进行匹配查询。

编号②操作:可进行用户的删除、修改、修改密码、授予角色权限。

编号③新增用户:点击按钮后将出现新增用户的弹窗,如图 5-96 所示。

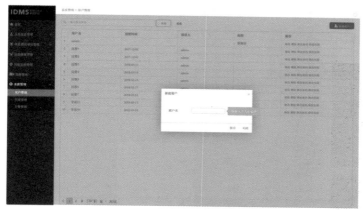

图 5-96 【新增用户】菜单界面

2. 权限管理

用于管理用户权限列表的页面,用户选择【系统管理>权限管理】菜单,单击【权限管理】菜单按钮,进入【权限管理】页面,如图 5-97 所示。

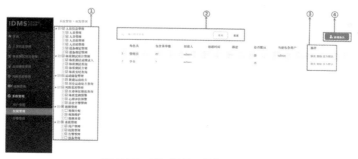

图 5-97 【权限管理】菜单界面

编号①菜单权限设置：选中指定角色后，在左侧列表中勾选即可，勾中的菜单即表示该角色具有访问的权限。

编号②查询：可根据"姓名"进行查询角色。

编号③操作：可进行用户的删除、修改，设置为默认。

编号④新增角色：点击按钮后将出现新增用户的弹窗，如图5-98所示。

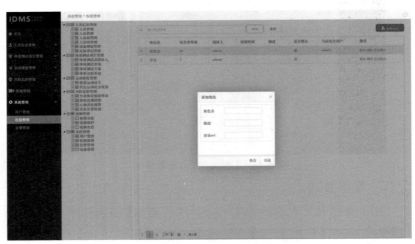

图 5-98　【新增角色】菜单界面

3. 告警管理

用于管理告警信息的页面。用户选择【系统管理＞告警管理】菜单，单击【告警管理】菜单按钮，进入【告警管理】页面，如图 5-99所示。

编号①查询：可根据"手机号""微信号"进行匹配查询。

编号②删除：删除已设置的告警机制。

编号③新增告警：增加新的告警机制，设置内容有事件类型、告警时间设置、通知方式等，如图 5-100 所示。

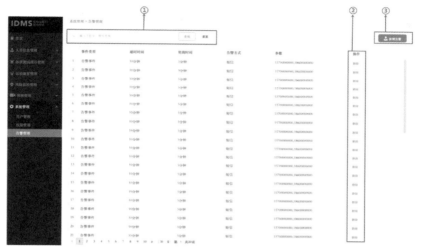

图 5-99 【告警管理】菜单界面

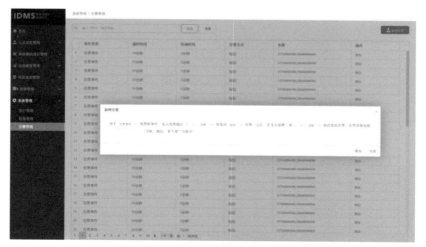

图 5-100 【新增告警】菜单界面

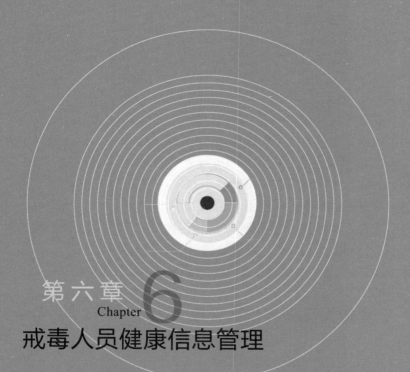

第六章
Chapter 6
戒毒人员健康信息管理

　　戒毒人员健康信息管理是一种对戒毒人员的健康相关信息进行全面管理的过程,通过收集戒毒人员健康信息,用于评价戒毒人员健康状况,从而制订健康计划、实施健康干预等,达到改善健康状况、提高生命质量和降低复吸率的目的。戒毒人员健康信息管理主要内容包括戒毒人员个人档案管理、体检信息管理、戒毒人员心理健康评估、药物滥用调查等几个方面。

一、戒毒人员个人档案管理

　　依据《司法行政机关强制隔离戒毒工作规定》(中华人民共和国司法部令〔2013〕127 号)发布第三章第十四条:"强制隔离戒毒所接收戒毒人员,应当填写强制隔离戒毒人员入所登记表,查收戒毒人员在公安机关强制隔离戒毒期间的相关材料。"

(一)戒毒人员的基本信息登记

1. 姓名栏

　　在接收戒毒人员时要核实戒毒人员身份姓名,填写时字迹清楚端正,少数民族应填写汉语译名。

2. 出生年月栏

戒毒人员的出生年月以公历为准,一般以《强制隔离戒毒人员决定书》或居民身份证号码中所记载的出生年月为准进行登记。

3. 民族栏

填写民族的全称,如:汉族、苗族、布依族、黎族等,不能简称"汉""苗""布依""黎"等。

4. 别名栏

是指身份证上的正规名字以外的曾用名、代名、绰号、笔名、乳名等。

5. 籍贯栏

是指戒毒人员的"原籍"或"祖籍"。

6. 入所前职业栏

戒毒人员在被公安机关抓获,执行强制隔离戒毒决定前从事具体工作的状况。

7. 入所前工作单位栏

戒毒人员在被公安机关抓获,执行强制隔离戒毒决定前所在工作单位的名称和地址。

8. 文化程度栏

文化程度以国家承认的最高学历为准。

9. 婚姻状况栏

根据戒毒人员的实际婚姻状况填入,一般分为未婚、已婚、离异、丧偶四种情形。

10. 户籍所在地、住址栏

必须详细写清楚戒毒人员的户籍所在地、住址,不能简写或缩写。

11. 上传照片栏

照片要统一格式,如近期一英寸免冠照片。

12. 前科情况

在相应处填写戒毒人员入所前的服刑、社区戒毒、强制戒毒、强制隔离戒毒次数。

13. 吸毒史

在相应处填写戒毒人员首次吸毒时间/方式/种类,以及曾经吸毒的所有种类、吸毒间是否无间断、间断原因。

14. 强制隔离戒毒期限

本次强制戒毒开始时间及结束时间。

15. 个人简介

一般是根据戒毒人员从小学毕业开始按时间顺序填写,一直写到本次决定强制隔离戒毒前止。

16. 违法记录栏

主要填写戒毒人员历次的违法犯罪记录(管制、拘役、徒刑、劳教、强制隔离戒毒),按照时间顺序填写。

17. 家庭成员栏

填写直系亲属,如父母、配偶、子女。

以上均为必填/必选项,如果没有相关信息则填写"无"。

(二)基本事件流程

(1)管理民警进入戒毒人员基本信息添加界面。

(2)系统显示档案信息输入界面,民警扫描/输入/选择基本信息及入所情况。

（3）用户确认输入信息，系统检查身份证号码是否唯一。若唯一，则增加档案信息，本用例结束。否则，提示用户重新输入。

（三）文档表格（功能实现）

1. 下载打印功能
2. 扫描上传功能
3. 输入编辑功能

【示例】

戒毒人员的基本信息登记表

姓名		别名		性别		
民族		出生年月		籍贯		
婚姻状况	□未婚　□已婚　□离婚　□丧偶			文化程度		
身份证号						
原工作单位或学校			地址、联系电话			
户籍地			户籍地详细地址			
强制隔离戒毒决定机关			移送机关			
办案警察			联系电话			
前科情况	服刑　　次,社区戒毒　　次,强制戒毒　　次,强制隔离戒毒　　次					

续表

吸毒史	首次吸毒时间		吸毒方式		
	滥用毒品种类	传统毒品 □海洛因 □鸦片 □大麻 □其他 请注明＿＿＿ 合成毒品 □氯胺酮 □冰毒 □摇头丸 □其他 请注明＿＿＿			
	吸毒年限	□1 年以下　□1～2 年　□2～3 年　□3～5 年 □5～10 年　□10 年以上			
强制隔离戒毒期限	自　　　年　　　月　　　日起 至　　　年　　　月　　　日止			入所日期	
本人简历					
违法犯罪记　　录					
家庭成员	称谓	姓名	工作单位及职位		关系

二、戒毒人员体检信息管理

依据《司法行政机关强制隔离戒毒工作规定》(中华人民共和国司法部令〔2013〕127 号）发布第三章第十二条："强制隔离戒毒所接收戒毒人员时，应当核对戒毒人员身份，进行必要的健康检查，填写强制隔离戒毒人员入所健康状况检查表。"第四章第三十六条:"强制隔离戒毒所应当定期对戒毒人员进行身体检查。对患有疾病的戒毒人员,应当及时治疗。"

戒毒人员体检信息管理是用于戒毒人员入所前、戒毒中、出所后的体检信息添加,录入信息基本包括以下内容。

(一)基本信息

戒毒人员体检基本信息包括体检日期、姓名、性别、年龄、体检编号、既往史(以前所患疾病的病史)。

(二)药物滥用史

(1)滥用药物种类:海洛因、病毒、摇头丸、其他(需要注明)。

(2)末次滥用药物时间:年、月、日。

(3)吸毒史:有/无选择。有则继续选择吸毒方式:烫吸、注射、其他。

(4)戒毒史:有/无的选择。有则填写强制戒毒次数、自愿戒毒次数。

(三)医院体检

1. 一般情况

(1)身高(m)、体重(kg)、体质指数(BMI) = 体重(kg) ÷ 身高^2(m^2)。

(2)营养:良好、一般、差。

(3)血压:毫米汞柱。

(4)皮肤:无损害、文身、疤痕、灼痕、其他(需要注明)。

(5)淋巴肿大:有/无的选择(有则需要注明)。

2. 头部

(1)眼：正常、异常（需要注明）。

(2)耳朵：正常、异常（需要注明）。

(3)鼻：正常、异常（需要注明）。

(4)牙齿：正常、龋齿、缺牙、残根、异常（需要注明），牙痛（无/有，则需要注明）。

(5)咽部：充血（有/无）；扁桃体：正常、肿大、脓点。

3. 颈部

(1)甲状腺：正常、肿大（需要注明原因）。

(2)结点：无/有（需要注明）。

4. 胸部

(1)外形：正常、扁平胸、桶状胸、鸡胸、其他异常（需要注明）。

(2)肺：正常、异常（需要注明）。

(3)心率：次/分、规则、不规则（需要注明）。

(4)其他：如有其他情况需要注明。

5. 腹部

(1)外形：平坦，膨隆，舟状腹，反跳痛（无/有，则需要注明）。

(2)肝：正常、异常（需要注明）。

(3)脾：正常、异常（需要注明）。

(4)肾区叩痛：有/无（需要注明）。

(5)其他：如有其他情况需要注明。

(6)既往史：腹部病历史。

6. 运动系统

(1)脊椎：正常、异常（需要注明）。

(2)四肢：正常、异常（需要注明）。

7. 神经系统

（1）头颅：正常、异常（需要注明）。

（2）感觉功能：正常、异常（需要注明）。

（3）病理反应：正常、异常（需要注明）。

（4）其他：如有其他情况需要注明。

8. 精神检查

（1）合作程度：合作、欠合作、不合作、抗拒。

（2）意识状况：正常、异常（需要注明）。

（3）情感活动：正常、低落、焦虑、情绪不稳定、自伤或自杀念头、异常（需要注明）。

（4）意志行为：正常、意志减退、自伤或自杀行为、异常（需要注明）。

（5）其他：如有其他情况需要注明。

9. 辅助检查

（1）HIV 抗体检测：阴性、阳性、未测。

（2）梅毒螺旋体抗体检测：阴性、阳性、未测。

（3）尿液毒品检测：阴性、阳性、未测。

（4）尿道分泌物涂片检测：阴性、阳性、未测。

（5）肝功能检测、放射检查、超声波检查、心电图检查、其他（有则注明）。

10. 体检结果

体检医生评定、签名、签字日期。

11. 医院意见

医院出具意见、负责人签名、签字日期。

12. 备注

如有其他情况需要注明。

（四）基本事件流程

（1）管理民警进入戒毒人员体检表添加界面，本用例开始。

（2）系统显示体检表输入界面，民警扫描/输入/选择体检内容及其他情况。

（3）用户确认输入信息，系统检查身份证号码是否唯一，若唯一，则增加档案信息，本用例结束。否则，提示用户重新输入。

（五）文档表格（功能实现）

1. 下载打印功能

2. 扫描上传功能

3. 输入编辑功能

【示例】

戒毒人员体检表（入所初、中、出所前）

检查日期　　　年　月　日								
姓名			性别		年龄		编号	
既往史								
药物滥用史	滥用药物种类	□海洛因　□冰毒　□摇头丸　□其他　请注明_____						
	末次滥用药物	□□□□年□□月□□日						
	吸毒史	□□年	吸毒方式		□烫吸　□注射　□其他			
	戒毒史	□无　□有；强制戒毒□□次　自愿戒毒□□次						

续表

一般情况	身高	cm	体重	kg	体重指数	
	营养	□良好　□一般　□差			血压	mmHg
	皮肤	□无损害□文身□伤疤□灼痕□其他 请注明＿＿＿				
	淋巴结肿大	□无　□有,请注明＿＿＿＿＿＿＿＿＿＿＿＿＿＿＿				
头部	眼	□正常□异常,异常情况请说明＿＿＿＿＿＿＿＿＿＿＿				
	耳	□正常□异常,异常情况请说明＿＿＿＿＿＿＿＿＿＿＿				
	鼻	□正常　□出血□中隔穿孔 请注明＿＿＿＿＿＿＿				
	牙齿	□正常 □龋齿 □缺牙 □残根,异常情况请注明 牙　痛:□无 □有 请注明＿＿＿＿＿＿＿＿＿＿＿				
	咽部	充血 □无 □有	扁桃体 □正常 □肿大 □脓点			
颈部	甲状腺	□正常 □肿大 请注明＿＿＿＿＿＿＿＿＿＿＿＿＿ 结节:□无 □有 请注明＿＿＿＿＿＿＿＿＿＿＿				
胸部	外形	□正常 □扁平胸 □桶状胸 □鸡胸 □其他异常 请注明＿＿＿＿＿＿＿＿＿＿＿＿＿＿＿＿＿＿＿＿				
	肺	□正常 □异常,异常情况请注明＿＿＿＿＿＿＿＿＿				
	心率	□□□次/分,心率:□规则 □不规则 请注明情况＿＿＿＿＿＿＿＿＿＿＿＿＿＿＿＿＿＿＿				
	其他					
腹部	外形	□平坦 □膨隆 □舟状腹	反跳痛:□无 □有 请注明＿＿＿＿＿			
	肝	□正常 □异常,异常情况请说明＿＿＿＿＿＿＿＿＿				
	脾	□正常 □异常,异常情况请说明＿＿＿＿＿＿＿＿＿				
	肾区扣痛	□无 □有,异常情况请说明＿＿＿＿＿＿＿＿＿＿＿				
	其他					
既往史						
运动系统	脊椎	□正常 □异常,异常请说明情况＿＿＿＿＿＿＿＿＿＿				
	四肢	□正常 □异常,异常请说明情况＿＿＿＿＿＿＿＿＿＿				

续表

神经系统	头颅	□正常 □异常,异常请说明情况＿＿＿＿＿＿＿		
	感觉功能	□正常 □异常,异常请说明情况＿＿＿＿＿＿＿		
	病理反射	□正常 □异常,异常请说明情况＿＿＿＿＿＿＿		
	其他			
精神检查	合作程度	□合作 □欠合作 □不合作 □抗拒		
	意识状况	□正常 □异常,异常情况请说明＿＿＿＿＿＿＿		
	情感活动	□正常 □低落 □焦虑 □情绪不稳定 □自伤或自杀念头 □其他异常,请说明＿＿＿＿＿＿＿		
	意志行为	□正常 □意志减退 □自伤或自杀 □其他异常,请说明＿＿＿＿＿＿＿		
	其他			
辅助检查	HIV抗体检测	□阴性 □阳性 □未测	梅毒螺旋体抗体检测	□阴性 □阳性 □未测
	尿液毒品检测	□阴性 □阳性 □未测	尿道分泌物涂片检测	□阴性 □阳性 □未测
	肝功能检查			
	放射检查			
	超声波检查			
	心电图检查			
	其他			
体检结果	医师签名:　　　　　　　　　　　年　　月　　日			
医院意见	负责人签名:　　　　　　　　　　年　　月　　日			
备注				

三、戒毒人员心理健康评估

依据《司法行政机关强制隔离戒毒工作规定》（中华人民共和国司法部令〔2013〕127 号）发布第五章第三十九条："强制隔离戒毒所应当建立戒毒人员心理健康档案，开展心理健康教育，提供心理咨询，对戒毒人员进行心理治疗；对心理状态严重异常或者有行凶、自伤、自残等危险倾向的戒毒人员应当实施心理危机干预。"针对戒毒人员的心理健康评估可以通过心理评估量表完成，也可以面对面进行咨询，填写相关心理评估信息。

（一）心理评估量表

心理测评量表又叫心理测量，是指依据一定的心理学理论，使用一定的操作程序，给人的能力、人格及心理健康等心理特性和行为确定出一种数量化的价值。目前用于心理测量的各种心理测验验和心理量表有很多，常用于戒毒人员心理健康评估的有：SCL90－症状自评量表（90 症状清单）、抑郁状态量表、焦虑自评量表等。

【示例】

SCL90－症状自评量表

1. 头痛	□没有	□很轻	□中等	□偏重	□严重
2. 神经过敏，心中不踏实	□没有	□很轻	□中等	□偏重	□严重
3. 头脑中有不必要的想法或字句盘旋	□没有	□很轻	□中等	□偏重	□严重
4. 头昏或昏倒	□没有	□很轻	□中等	□偏重	□严重
5. 对异性的兴趣减退	□没有	□很轻	□中等	□偏重	□严重

续表

6. 对旁人责备求全	□没有	□很轻	□中等	□偏重	□严重
7. 感到别人能控制你的思想	□没有	□很轻	□中等	□偏重	□严重
8. 责怪别人制造麻烦	□没有	□很轻	□中等	□偏重	□严重
9. 忘记性大	□没有	□很轻	□中等	□偏重	□严重
10. 担心自己的衣饰整齐及仪态的端正	□没有	□很轻	□中等	□偏重	□严重
11. 容易烦恼和激动	□没有	□很轻	□中等	□偏重	□严重
12. 胸痛	□没有	□很轻	□中等	□偏重	□严重
13. 害怕空旷的场所或街道	□没有	□很轻	□中等	□偏重	□严重
14. 感到自己的精力下降,活动减慢	□没有	□很轻	□中等	□偏重	□严重
15. 想结束自己的生命	□没有	□很轻	□中等	□偏重	□严重
16. 听到旁人听不到的声音	□没有	□很轻	□中等	□偏重	□严重
17. 发抖	□没有	□很轻	□中等	□偏重	□严重
18. 感到大多数人都不可信任	□没有	□很轻	□中等	□偏重	□严重
19. 胃口不好	□没有	□很轻	□中等	□偏重	□严重
20. 容易哭泣	□没有	□很轻	□中等	□偏重	□严重
21. 同异性相处时感到害羞不自在	□没有	□很轻	□中等	□偏重	□严重
22. 感到受骗,中了圈套或有人想抓您	□没有	□很轻	□中等	□偏重	□严重
23. 无缘无故地突然感到害怕	□没有	□很轻	□中等	□偏重	□严重
24. 自己不能控制地大发脾气	□没有	□很轻	□中等	□偏重	□严重
25. 怕单独出门	□没有	□很轻	□中等	□偏重	□严重
26. 经常责怪自己	□没有	□很轻	□中等	□偏重	□严重
27. 腰痛	□没有	□很轻	□中等	□偏重	□严重
28. 感到难以完成任务	□没有	□很轻	□中等	□偏重	□严重

续表

29. 感到孤独	□没有 □很轻 □中等 □偏重 □严重
30. 感到苦闷	□没有 □很轻 □中等 □偏重 □严重
31. 过分担忧	□没有 □很轻 □中等 □偏重 □严重
32. 对事物不感兴趣	□没有 □很轻 □中等 □偏重 □严重
33. 感到害怕	□没有 □很轻 □中等 □偏重 □严重
34. 我的感情容易受到伤害	□没有 □很轻 □中等 □偏重 □严重
35. 旁人能知道您的私下想法	□没有 □很轻 □中等 □偏重 □严重
36. 感到别人不理解您、不同情你	□没有 □很轻 □中等 □偏重 □严重
37. 感到人们对你不友好,不喜欢您	□没有 □很轻 □中等 □偏重 □严重
38. 做事必须做得很慢以保证做得正确	□没有 □很轻 □中等 □偏重 □严重
39. 心跳得很厉害	□没有 □很轻 □中等 □偏重 □严重
40. 恶心或胃部不舒服	□没有 □很轻 □中等 □偏重 □严重
41. 感到比不上他人	□没有 □很轻 □中等 □偏重 □严重
42. 肌肉酸痛	□没有 □很轻 □中等 □偏重 □严重
43. 感到有人在监视您、谈论您	□没有 □很轻 □中等 □偏重 □严重
44. 难以入睡	□没有 □很轻 □中等 □偏重 □严重
45. 做事必须反复检查	□没有 □很轻 □中等 □偏重 □严重
46. 难以做出决定	□没有 □很轻 □中等 □偏重 □严重
47. 怕乘坐公共汽车、地铁或火车	□没有 □很轻 □中等 □偏重 □严重
48. 呼吸有困难	□没有 □很轻 □中等 □偏重 □严重
49. 一阵阵发冷或发热	□没有 □很轻 □中等 □偏重 □严重
50. 因为感到害怕而避开某些东西,场合或活动	□没有 □很轻 □中等 □偏重 □严重

续表

51. 脑子变空了	□没有	□很轻	□中等	□偏重	□严重
52. 身体发麻或刺痛	□没有	□很轻	□中等	□偏重	□严重
53. 喉咙有梗塞感	□没有	□很轻	□中等	□偏重	□严重
54. 感到对前途没有希望	□没有	□很轻	□中等	□偏重	□严重
55. 不能集中注意力	□没有	□很轻	□中等	□偏重	□严重
56. 感到身体的某一部分较弱无力	□没有	□很轻	□中等	□偏重	□严重
57. 感到紧张或容易紧张	□没有	□很轻	□中等	□偏重	□严重
58. 感到手或脚发沉	□没有	□很轻	□中等	□偏重	□严重
59. 想到有关死亡的事	□没有	□很轻	□中等	□偏重	□严重
60. 吃得太多	□没有	□很轻	□中等	□偏重	□严重
61. 当别人看着您或谈论您时感到不自在	□没有	□很轻	□中等	□偏重	□严重
62. 有一些不属于您自己的想法	□没有	□很轻	□中等	□偏重	□严重
63. 有想打人或伤害他人的冲动	□没有	□很轻	□中等	□偏重	□严重
64. 醒得太早	□没有	□很轻	□中等	□偏重	□严重
65. 必须反复洗手、点数目或触摸某些东西	□没有	□很轻	□中等	□偏重	□严重
66. 睡得不稳不深	□没有	□很轻	□中等	□偏重	□严重
67. 有想摔坏或破坏东西的冲动	□没有	□很轻	□中等	□偏重	□严重
68. 有一些别人没有的想法或念头	□没有	□很轻	□中等	□偏重	□严重
69. 感到对别人神经过敏	□没有	□很轻	□中等	□偏重	□严重
70. 在商店或电影院等人多的地方感到不自在	□没有	□很轻	□中等	□偏重	□严重
71. 感到任何事情都很难做	□没有	□很轻	□中等	□偏重	□严重
72. 一阵阵恐惧或惊恐	□没有	□很轻	□中等	□偏重	□严重

续表

73. 感到在公共场合吃东西很不舒服	☐没有	☐很轻	☐中等	☐偏重	☐严重
74. 经常与人争论	☐没有	☐很轻	☐中等	☐偏重	☐严重
75. 单独一人时神经很紧张	☐没有	☐很轻	☐中等	☐偏重	☐严重
76. 别人对您的成绩没有做出恰当的评价	☐没有	☐很轻	☐中等	☐偏重	☐严重
77. 即使和别人在一起也感到孤单	☐没有	☐很轻	☐中等	☐偏重	☐严重
78. 感到坐立不安、心神不宁	☐没有	☐很轻	☐中等	☐偏重	☐严重
79. 感到自己没有什么价值	☐没有	☐很轻	☐中等	☐偏重	☐严重
80. 感到熟悉的东西变成陌生或不象是真的	☐没有	☐很轻	☐中等	☐偏重	☐严重
81. 大叫或摔东西	☐没有	☐很轻	☐中等	☐偏重	☐严重
82. 害怕会在公共场合昏倒	☐没有	☐很轻	☐中等	☐偏重	☐严重
83. 感到别人想占您的便宜	☐没有	☐很轻	☐中等	☐偏重	☐严重
84. 为一些有关"性"的想法而很苦恼	☐没有	☐很轻	☐中等	☐偏重	☐严重
85. 认为应该因为自己的过错而受到惩罚	☐没有	☐很轻	☐中等	☐偏重	☐严重
86. 感到要赶快把事情做完	☐没有	☐很轻	☐中等	☐偏重	☐严重
87. 感到自己的身体有严重问题	☐没有	☐很轻	☐中等	☐偏重	☐严重
88. 从未感到和其他人很亲近	☐没有	☐很轻	☐中等	☐偏重	☐严重
89. 感到自己有罪	☐没有	☐很轻	☐中等	☐偏重	☐严重
90. 感到自己的脑子有毛病	☐没有	☐很轻	☐中等	☐偏重	☐严重

SCL90 - 症状自评量表是为了评定个体在感觉、情绪、思维、行为直至生活习惯、人际关系、饮食睡眠等方面的心理健康症状而设计的。该量表包括 90 个条目,共包含躯体化、强迫症状、人际关系

敏感、抑郁、焦虑、敌对、恐怖、偏执和精神病性等 9 个分量表。量表测试得分结果,总分超过 160 分,或阳性项目数超过 43 项,或任一因子分超过 2 分,需考虑筛选阳性,应做进一步检查。

(二)心理咨询与评估

　　针对戒毒人员的心理健康评估也可以面对面进行咨询,这也是运用心理学的方法,对心理适应方面出现问题并企求解决问题的求询者提供心理援助的过程。咨询师在对戒毒人员进行心理咨询和评估时需要填写相关心理评估信息,如咨询报告时间、评估对象、所属大队、咨询师等,评估基本指标包括:

　　1. 认知方式

　　☞　自我意识

　　客观的认识自己和评价自己(选填:能/不能)。

　　适当的自尊心,自信心(选填:有/没有)。

　　☞　社会认知

　　正确认识评价社会(选填:能/不能)。

　　对人对事正确归因(选填:能/不能)。

　　看问题绝对化、片面化和极端化(选填:是/不是)。

　　2. 意志力

　　☞　勇于自省

　　冷静地回顾自己的言行,客服自己的缺点(选填:能/不能)。

　　☞　自我控制力

　　认识到自控的重要性(选填:能/不能)。

　　调节、控制情绪情感冲突(选填:能/不能)。

　　抑制冲动,抵制诱惑(选填:能/不能)。

3. 社会人际关系

☞ 人际交往能力

听取别人的意见,理解他人(选填:能/不能)。

用恰当的方式表达自己的想法和意见(选填:能/不能)。

自觉与他人保持融洽协调关系(选填:能/不能)。

有一定处理矛盾冲突的能力(选填:有/没有)。

4. 适应能力

☞ 心理改善

掌握自我心理调节、形成积极心态的方法(选填:能/不能)。

保持较好的情绪状态(选填:能/不能)。

☞ 挫折承受力

理性认识挫折,积极调适心理,理智面对并战胜遇到的挫折(选填:能/不能)。

5. 总评(填写)

6. 矫治建议(填写)

【示例】

心理健康状况评估报告　　　　年　　月　　日

评估对象		大队		咨询师	
认知方式	自我意识	客观的认识自己和评价自己 □能　□不能			
		适当的自尊心,自信心 □有　□没有			
	社会认知	正确认识评价社会 □能　□不能			
		对人对事正确归因 □能　□不能			
		看问题绝对化、片面化和极端化 □是　□不是			

续表

意志力	勇于自省	冷静地回顾自己的言行,客服自己的缺点 □能　□不能	
	自我控制能力	认识到自控的重要性 □能　□不能	
		调节、控制情绪情感冲突 □能　□不能	
		抑制冲动,抵制诱惑 □能　□不能	
社会人际关系	人际交往能力	听取别人的意见,理解他人 □能　□不能	
		用恰当的方式表达自己的想法和意见 □能　□不能	
		自觉与他人保持融洽协调关系 □能　□不能	
		有一定处理矛盾冲突的能力 □有　□没有	
适应能力	心理改善	掌握自我心理调节、形成积极心态的方法 □能　□不能	
		保持较好的情绪状态 □能　□不能	
	挫折承受力	理性认识挫折,积极调适心理,理智面对并战胜遇到的挫折 □能　□不能	
总评			
矫治意见			

（三）基本事件流程

（1）管理民警进入戒毒人员基本信息添加界面。

（2）系统显示档案信息输入界面，民警扫描/输入/选择基本信息及入所情况。

（3）用户确认输入信息，系统检查身份证号码是否唯一。若唯一，则增加档案信息，本用例结束。否则，提示用户重新输入。

（四）文档表格（功能实现）

1. 下载打印功能

2. 扫描上传功能

3. 输入编辑功能

四、戒毒人员药物滥用调查

依据《司法行政机关强制隔离戒毒工作规定》（中华人民共和国司法部令〔2013〕127号）发布第四章第三十四条："强制隔离戒毒所应当根据戒毒人员吸食、注射毒品的种类、成瘾程度和戒断症状等进行有针对性的生理治疗、心理治疗和身体康复训练。"戒毒人员药物滥用调查是用于单个戒毒人员的吸毒药物调查信息添加，录入信息包括以下内容：

（一）戒毒人员基本信息

录入时间、姓名、身份证号、病例号、性别（选填）、民族、出生年月、户籍所在地、现居住住址（无可不填）、婚姻状况（单项选填）、就业情况（单项选填）、文化程度（单项选填）等。

（二）药物滥用背景调查

1. 初次滥用药物时间

初次滥用毒品时间（年/月/日）。

2. 曾经使用/滥用过的药物

（1）多项选择安定类：海洛因、鸦片、吗啡、哌替啶（杜冷丁）、二氢埃多啡、美沙酮、大麻、安钠咖、冰毒、摇头丸、氯胺酮、三锉酮、安定、苏乐安、阿普唑仑（佳静安定）、其他药物需要另外输入。

（2）多项选择其他药物：丁丙诺啡片剂、曲马朵、甘草片、治咳嗽（药名）、其他类药物（多项选填输入）。

（3）上述所选的药物中主要滥用种类是哪几种：必填内容，填写戒毒人员入所前滥用的药品种类。

3. 主要滥用场所

选填居家住宿、暂住地/宾馆、歌舞厅/酒吧/游艺厅/网吧、无固定点、其他（要输入注明）。

4. 主要药物来源（多选项）

（1）获得地：省、市、区、县。

（2）获得途径：亲友提供、同伴提供、娱乐场所、零售药店/个体诊所、医院、偷窃、其他(需要注明)。

5. 滥用药物原因(多项选择)

家人/同伴影响、满足好奇心、追求欣慰/刺激、空虚无聊,为了消遣、吸毒环境或者情景的影响,满足对药物的渴求感,缓解烦恼、抑郁等不不快情绪,解除阶段症状(如骨、关节、肌肉疼痛、失眠等),其他(需要注明)。

6. 滥用药物方式(多项选择)

静脉注射,肌内、皮下注射,烫吸,香烟吸,口服,融入饮料,其他(需要注明)。

7. 滥用药物资费来源

个人收入/积蓄、家人/亲戚提供、借贷、变卖家产、蒙骗他人钱财、窃取别人钱物、强夺财物、提供性服务、以贩养吸、其他(需要注明)。

8. 本次是第一次脱毒

单项选择 是/否,选"否"则继续填写脱毒次数,再填入脱毒后再次滥用药物的相隔时间。

9. 本次尿(体)检

(1)未做/阴性/阳性。

(2)检测滥用药物种类:阿片类、苯丙胺类、其他(则需要注明)。

10. 艾滋病病毒感染(HIV)检测结果

未做检查、阴性、阳性。

11. 因滥用药物感染病

(1)性病:梅毒、淋病、软下疳、尖锐湿疣、其他不明性病(需要注明)、未做检查。

(2)其他疾病(需要注明)。

12. 本次是否收治

收治/未收治。

13. 本次脱毒采用(多项选择)

(1)药物治疗:写出主要的脱毒药物。

(2)未给予药物或医械治疗。

(3)医械治疗:写出采用的医械名称。

(4)其他治疗方式:需要注明。

14. 报告人

记录本表的人。

15. 报告单位

对本表内容真实性负责的单位。

(三)基本事件流程

(1)管理民警进入学员药物滥用监测表添加界面,本用例开始。

(2)系统显示药物滥用调查表输入界面,民警扫描/输入/选择药物滥用及其他情况。

(3)用户确认输入信息,系统检查身份证号码是否唯一,若唯一,则增加档案信息,本用例结束。否则,提示用户重新输入。

(四)文档表格(功能实现)

1. 下载打印功能

2. 扫描上传功能

3. 输入编辑功能

【示例】

药物滥用监测调查表

表格编号：

在各项适当空格内画"√"或回答填写相关内容　　　填表日期：＿＿＿年＿＿月＿＿日

---

1. 姓名：＿＿＿＿＿＿＿＿＿＿

2. 身份证：□□□□□□□□□□□□□□□□□□　病历号：＿＿＿＿＿

3. 性别：男□　女□　　4. 民族：汉□　其他民族：＿＿＿＿＿＿

5. 出生日期：□□□□年□□月□□日

6. 户籍所在地：＿＿＿＿省(市、自治区)＿＿＿＿市(区、县)；现居住地区：＿＿＿＿省(市、自治区)＿＿＿＿市(区、县)

7. 婚姻状况：未婚□　未婚同居□　已婚(含在婚)□　已婚分居□　离婚□　丧偶□　其他(请注明)：＿＿＿＿＿＿

8. 就业情况：无业□　个体经营□　娱乐场所从业□　演艺人员□　交通运输人员□　公务员□　自由职业者□　农民□　在校学生□　企业职员(含工人)□　外企/含合资人员□　其他(请注明)：＿＿＿＿＿＿

9. 文化程度：文盲□　小学□　初中□　高中(含中专、技校)□　大学(含大专)□　大学以上□

10. 初次滥用药物时间：□□□□年□□月□□日

11. (1)曾经使用/滥用过药物(多项选择、被调查者需要回答)

海洛因□　鸦片□　吗啡□　哌替啶□　二氢埃多啡□　美沙酮□　大麻□　安钠咖□　冰毒□　摇头丸□　氯胺酮□　三锉铜□　安定□　苏乐安□　阿普唑仑□　其他安定类药物□　请写出药名字：＿＿＿＿＿＿　丁丙诺啡片剂□　曲马朵□　甘草片□　止咳药水□请写出其药名：＿＿＿＿＿＿其他种类药物(请注明)：＿＿＿＿＿＿＿＿＿＿

(2)上述所选的药物中主要滥用的是哪几种：(要求必须回答，可以多种)：＿＿＿＿＿＿＿＿＿＿

12. 主要滥用场所：居家住所□　暂住地/宾馆□　歌舞厅/酒吧/游艺厅/网吧□　无固定地点□　其他(请注明)：＿＿＿＿＿＿

13. 主要滥用药物来源：(多项选择)

(1)获得地：＿＿＿＿＿＿省(市、自治区)＿＿＿＿＿＿市(区、县)

(2)获得途径：亲友提供□　同伴提供□　娱乐场所□　零售药店/个体诊所□　医院□　偷窃□　其他(请注明)：＿＿＿＿＿＿

续表

14. 滥用药物原因:(多项选择) 家人/同伴影响□　满足好奇感□　追求欣慰/刺激□　空虚无聊,为了消遣□　吸毒环境或情感的影响□　满足对药物的渴求感□　缓解烦恼,抑郁等不快情绪□　解除阶段症状(如骨、关节、肌肉疼痛、失眠等)□　其他(请注明):＿＿＿＿＿＿＿＿＿＿
15. 滥用药物方式:(多项选择)静脉注射□　肌肉,皮下注射□　烫吸□　香烟吸□　口服□　溶入饮料□　其他(请注明):＿＿＿＿＿＿＿＿
16. 是否与他人共用过注射器(如:将自己用过的注射器借给别人使用,或借别人用过的注射器):是□　　　　　否□
17. (1)进入戒毒所前,每日滥用药物量＿＿＿＿克,或＿＿＿＿(个)零包,或＿＿＿＿片、＿＿＿＿支(针) (2)进入戒毒所前,每日滥用药物花费(约)＿＿＿＿元
18. 滥用药物资费来源:个人收入/积蓄□　家人/亲戚提供□　借贷□　变卖家产□　蒙骗他人钱财□ 窃取别人钱财□　强夺财物□　提供性服务□　以贩养吸□　其他来源(请注明):＿＿＿＿＿＿＿
19. 本次是否第一次脱毒:是□　否□,既往脱毒次数＿＿＿＿次;前次脱毒后多长时间再次滥用药物＿＿＿＿天
20. 本次尿(体)液检测:未做□　阴性□　阳性□,检测监用药物种类:阿片类□　苯丙胺类□　其他来源(请注明):＿＿＿＿＿＿＿
21. 艾滋病病毒感染(HIV)检查结果呈:未做检查□　阴性□　阳性□ 22. 因滥用药物感染疾病: (1)性病:梅毒□　淋病□　软下疳□　尖锐湿疣□　其他来源(请注明)＿＿＿＿＿＿未做检查□ (2)其他疾病(如肝炎、肺部感染等):＿＿＿＿＿＿＿＿＿＿ 23. 本次是否收治:收治□　未收治□
24. 本次脱毒治疗采用: (1)未给予药物或医械治疗□ (2)药物治疗□,主要脱毒药物:＿＿＿＿＿＿＿＿＿＿ (3)医械治疗□,采用医械是:＿＿＿＿＿＿＿＿＿＿ (4)其他治疗方法□,请注明:＿＿＿＿＿＿＿＿＿＿
报告人:＿＿＿＿＿＿＿＿　　报告单位:＿＿＿＿＿＿＿＿＿＿ 邮政编码:□□□□□□

主要参考文献

[1] 马玉萍.浅析人体藏毒运毒犯罪的特点——以特殊群体运输毒品犯罪案例为视角[J].法制与社会,2018(04):54-55.

[2] 吕界玉.250例女性美沙酮维持治疗者梅毒感染分析[J].医学理论与实践,2018,31(06):908-909.

[3] 孙东亮,叶涛,卢倩等.吸毒人群口腔疾病发病特点回顾[J].口腔医学研究,2017,33(12):1338-1341.

[4] 陈彦丽,赵梦雪,张晶轩等.康复期强制隔离戒毒人员心理健康与吸毒有关因素分析[J].中国药物依赖性杂志,2017,26(06):465-470.

[5] 刘娜.急性毒品中毒的诊治分析与急救探讨[J].中国医药指南,2017,15(27):132-133.

[6] 马艳君,邱云亮.苯丙胺类毒品的神经毒性研究进展[J].毒理学杂志,2017,31(04):308-313.

[7] 司法部戒毒管理局.司法行政强制隔离戒毒管理实务[M].北京:法律出版社,2017.

[8] 胡英清,黄昀.运动康复实用技术[M].北京:高等教育出版社,2017.

[9] 中国禁毒网.2016年中国毒品形势报告[EB/OL].(2017-03-27)[2018-05-08].http://www.nncc626.com/2017-03/27/c_129519255.htm.

[10] Tim Nutbeam,Matthew Boylan.院前急救医学ABC[M].汪方,王秋根,译.上海:上海科学技术出版社,2016.

[11] 杨晶金,梁勇,胡诺恩等.氯胺酮滥用危害的研究进展[J].中国药物依赖性杂志,2016,25(01):37-41.

[12] 许梓枫,丁之德.毒品对生殖系统及胚胎发育的影响[J].国际生殖健康/计划生育杂志,2016,35(01):56-60.

[13] 常馨文,王凯,段涛.大麻对生殖系统及孕期的影响[J].现代妇产科进展,

2015,24(05):394-396.

[14] 龚正,龚亮,郭鲁燕等.毒品滥用与艾滋病相关神经认知紊乱的研究进展[J].中华实验和临床感染病杂志(电子版),2015,9(01):116-119.

[15] 邹建卫,祝捷.实用运动康复学[M].北京:北京体育大学出版社,2015.

[16] 袭雷鸣.实用急救手册[M].北京:华夏出版社,2014.

[17] 龚晓明,周建辉,李晟等.四川省男性强制隔离戒毒人员体质调查与分析[J].体育科技文献通报,2014,22(10):33-34+130.

[18] 吴淋果,王强,刘静等.美沙酮门诊119名维持治疗患者HIV、HCV和梅毒感染状况分析[J].内科急危重症杂志,2014,20(04):239-240.

[19]《国家学生体质健康标准》编委会.国家学生体质健康标准水平解读[M].北京:人民教育出版社,2013.

[20] 邹海欧,郭瑞卿,王红星等.认知行为治疗及家庭治疗对甲基苯丙胺滥用者对待新型毒品的认知、态度以及应对毒品技能等的影响[J].中国药物依赖性杂志,2013,22(03):215-219.

[21] 郑慧娴,王志仁,刘唯等.神经肽Y及其受体在软性毒品成瘾中的研究进展[J].中国药物依赖性杂志,2013,22(03):168-172.

[22] 徐丽,刘本德,朱传红.苯丙胺类毒品与吗啡急性中毒机制及临床治疗的比较[J].临床急诊杂志,2013,14(10):474-476+480.

[23] 杨静宜,徐峻华.运动处方[M].北京:高等教育出版社,2013.

[24] 王玉龙.康复功能评定学[M].北京:人民卫生出版社,2013.

[25] 闫立新.大学生体质测试指导与测试分析研究[M].北京:知识产权出版社,2013.

[26] 陈海春.青少年儿童体质健康与促进[M].北京:人民体育出版社,2012.

[27] 杨世炳,李学艳.32例体内藏毒导致重度中毒的救治体会[J].中外医疗,2012,31(08):68.

[28] 李冠军,李娜,郑雯慧等."新型毒品"与"传统毒品"滥用者的心理和行为特征比较研究[J].中国药物依赖性杂志,2011,20(02):126-130.

[29] 邓树勋.运动生理学[M].北京:高等教育出版社,2010.

［30］刘纪清,李国兰.实用运动处方［M］.哈尔滨:黑龙江科学技术出版社,2010.

［31］戴晓阳.常用心理评估量表手册［M］.北京:人民军医出版社,2010.

［32］徐腾达,于学忠.现代急症诊断治疗学［M］.北京:中国协和医科大学出版社,2007.

［33］朱芳业,舒幸,江淑娟.社区医学之新挑战——物质滥用者艾滋病、B型肝炎及C型肝炎的高发病率［J］.中国全科医学,2006(13):1121.

［34］罗家洪,陈良,李晓梅等.吸毒人员共用注射器危险因素Logistic分析［J］.数理医药学杂志,2006(05):516-517.

［35］杨静宜,徐峻华.运动处方［M］.北京:高等教育出版社,2005.

［36］许纲,高云秋.运动性高血压［J］.国外医学・物理医学与康复学分册,2005,25(2):82-84.

［37］曲绵域,于长隆.实用运动医学［M］.北京:北京大学医学出版社,2003.

［38］国家体育总局.国民体质测定标准手册(成年人部分)［M］.北京:人民体育出版社,2003.

［39］国家体育总局.国民体质测定标准手册(老年人部分)［M］.北京:人民体育出版社,2003.

［40］张心男,杨国胜,陈昭典等.可卡因诱导不同年龄段大鼠生殖系统损害模型的建立及生精细胞凋亡状况的研究［J］.中华实验外科杂志,2003(12):50-51.